Holstein: Erleuchtung in Büdelsdorf

Philipp S. Holstein

Erleuchtung in Büdelsdorf

Morisken
Verlag Muenchen

Lektorat: Lena Geppert und Thomas Peters
Korrektorat: Theresia Riesenhuber
Satz: Peter Sommersgutter
Umschlag: Christian Griesbeck
Wolfgang Schütte (www.wolfe.de)
Druck: Alfred Nordmann, Petah Tikva/Israel

ISBN: 978-3-944596-17-4 (Print)
ISBN: 978-3-944596-18-1 (E-Book)

Morisken-Verlag.de

»Gott ist ein Komödiant, der vor einem Publikum spielt,
das zu ängstlich zum Lachen ist.«
Voltaire

PROLOG

Herr Krause, die Lieblingshummel von Paul Möhrenmann, hatte sich gerade auf dem Fenstersims niedergelassen, um die vom langen Flug recht angestrengten Flügel einmal ausgiebig zu strecken. Er spielte mit dem Gedanken, einen kleinen Abstecher zu den durchaus verlockend riechenden Balkonblumen zu machen, als ihn unvermittelt ein überraschend warmer, einschläfernder Sonnenstrahl traf und zum Verweilen bewog.

Die besagten Balkonblumen reagierten zu Recht gekränkt. Allen voran Brigitte, die vorwitzigste der vier Geranien, die sich eben noch so verführerisch, wie es ihr nur möglich war, gestreckt und gereckt und dabei kokett mit ihren roten Kelchblättern gewippt hatte. Obwohl die meisten Menschen es nicht wissen, ist die Geranie nämlich eine mindestens ebenso schön anzuschauende wie kränkbare Pflanze.

Herr Krause zeigte sich davon gänzlich unbeeindruckt.

Nicht nur, dass er schon den ganzen Tag Blütenpollen und Nektar gesammelt hatte, nein, die ersten Ausläufer einer Midlifecrisis hatten ihn fest im Griff.

Das Leben war nicht eben einfach für Herrn Krause gewesen. Als Ergebnis eines kurzen erotischen Abenteuers zweier Schmarotzerhummeln war er – ganz wie es die Natur dieser Gattung vorschreibt – von der Mutter unbeachtet in einer fremden Familie untergebracht worden, wo er das Leben eines Außenseiters fristete.

So oder so ähnlich stellte sich Paul Möhrenmann, der in diesem Augenblick sein Wohnzimmer betrat und die durchaus ansehnliche, wenn auch etwas dickliche Hummel auf seinem Fenstersims entdeckte, das zumindest vor.

»Ah, da bist du ja wieder«, begrüßte er das rundliche,

schwarz-gelbe Hummelmännchen und fügte hinzu: »Verzeihung, ich wollte sagen: Willkommen zurück, Herr Krause!«

Er lächelte die Hummel aufmunternd an und wollte gerade zu einem der in letzter Zeit häufiger stattfindenden ›Gespräche unter Männern‹ ansetzen, als er durch das laute Knallen der Eingangstür seiner Wohnung aufgeschreckt wurde.

Mindestens ebenso irritiert wie fasziniert beobachtete Herr Krause den nun folgenden Auftritt von Simone, der Lebensabschnittsgefährtin Paul Möhrenmanns, die in gewohnter Lautstärke: »Paul, das ist doch wohl nicht dein Ernst!«, ausrief.

Diese Wortkombination schien eine Art Begrüßungstanz zu sein, schlussfolgerte Herr Krause, der schon einige Male Begegnungen der beiden als stiller Beobachter hatte beiwohnen dürfen.

Simone zog die Augenbrauen zusammen.

»Und jetzt sag mir nicht, dass du schon wieder mit dieser Biene redest.«

»Tue ich nicht«, erwiderte Paul, entomologisch absolut korrekt.

»Tust du doch«, antwortete Simone, offensichtlich die Ergebnisse jahrhundertelanger Insektenforschung ignorierend. »Es kann ja wohl echt nicht sein, dass du den lieben langen Tag mit Dingen redest.«

»Er ist kein Ding. Und eine Biene ist er schon mal gar nicht. Er ist eine Hummel. Und sein Name ist Krause. Herr Krause.«

Simone sah Paul einen Moment lang an. Irgendwo zwischen Groß- und Kleinhirn spielte sie die verschiedenen Möglichkeiten der Eskalation durch. Die Option, möglichst schwere Dinge in Richtung des Kopfes ihres Partners zu werfen, verwarf sie rasch, und den Impuls, sich einfach schreiend und stampfend auf den Boden zu werfen, ließ ihr Unterbewusstsein glücklicherweise irgendwo auf halber Strecke annullieren. So stand sie einfach da und tat nichts.

»Ich weiß genau, was du da machst«, begann Paul seine wie immer schlecht durchdachte und überhaupt nicht vorbereitete Verteidigung. »Du machst dieses Frauending: dastehen und gucken. Dabei wartest du nur darauf, dass ich etwas mache. Weil du genau weißt, dass die statistische Wahrscheinlichkeit, dass ich irgendwas Blödes mache, sehr hoch ist. Und ich möchte noch anmerken, dass so etwas nicht nur ziemlich gemein, sondern auch ausgesprochen sexistisch ist!«

Simones Kleinhirn wollte gerade das Signal zum Schmunzeln absenden, doch das Zornzentrum war schneller.

»Du und etwas falsch machen? Dafür müsstest du ja erstmal überhaupt etwas machen! Wie wäre es denn, wenn der feine Herr sich mal auf sein Studium konzentrieren würde, anstatt den ganzen Tag mit diesem Viech zu sprechen. So kommst du nie voran!«

»Herr Krause ist gerade erst gekommen«, erwiderte Paul erneut absolut korrekt und fügte nach einer kurzen Pause hinzu: »Und um ehrlich zu sein, ist es mir ein bisschen unangenehm, dass du hier so rumschreist. Was soll er denn von unserer Art denken?«

Simone zeigte sich von der artenübergreifenden Diplomatie nur bedingt bis gar nicht beeindruckt und gewährte ihrem Impuls, laut zu werden, nun freie Durchfahrt: »HERR KRAUSE ist ein verkacktes Insekt! Aber wenigstens hat er ein Ziel: Er fliegt! Und wenn du nur ein kleines bisschen Ahnung von Hummeln hättest, wüsstest du, dass ER eine SIE ist.«

Das irritierte nun auch Herrn Krause, die jedoch keine weitere Energie für die Reflexion verwendete, da sie nur eine Hummel war und sich auf den Weg zu ihrem Nest machte. Nicht jedoch, ohne noch kurz die kokette Geranie Brigitte zu bestäuben, die sich danach irgendwie schmutzig, aber auch glücklich fühlte.

»Und erzähl mir jetzt nicht, dass du schon wieder irgendeine Geschichte im Kopf kommentierst«, sagte Simone, die ebenso entrüstet wie fasziniert beobachtet hatte, wie Paul den Flug der Hummel zu der Geranie verfolgte.

»Siehst du, kaum hast du seine Männlichkeit angezweifelt, fliegt er gekränkt davon, kippt sich Nektar rein und besorgt es irgendeiner dahergelaufenen Geranie, die kokett die Kelchblüten schüttelt – diese pelargonische Hure!«

»Paul … das war's! Ich hätte viel früher auf meine Mutter und meine Freunde hören sollen. Aus dir wird nie etwas. Es ist aus!«, schrie die mittlerweile rot angelaufene Simone und knallte die Türe erneut. Diesmal von außen.

Herr Krause, die eigentlich ein Weibchen war, flog derweil noch immer irritiert ob der menschlichen Verhaltensweisen fort und verpasste dadurch den Beginn einer Reihe von Ereignissen, die Paul Möhrenmanns Leben von Grund auf ändern sollte.

Doch wie es glückliche Umstände manchmal so einrichten, sollte sie die gesamte Geschichte dennoch zu hören bekommen, wenn auch erst später.

Zunächst besann sich Herr Krause nämlich auf ihr naturgegebenes Talent und flog einfach weiter.

Immer gen Norden.

Immer weiter.

Denn manchmal, nur ganz selten im Leben, gibt es Einschnitte wie diesen, die, eine plötzliche Erkenntnis bergend, alles verändern.

Sie dachte viel nach.

Felder und Wälder, Meere und Seen wechselten sich unter ihr ab. Weiter und immer weiter trieb es sie, fort von Büdelsdorf. Eine Zeitlang reiste sie als gestreifter Passagier auf einer Fähre, doch die meiste Zeit flog sie.

Als es immer kälter wurde, suchte Herr Krause sich ein heimeliges Plätzchen für einen ausführlichen Winterschlaf und verbrachte die kalten Monate eingekuschelt in einem Holzlager an irgendeinem Fjord in Norwegen.

Sie lernte neue Freunde kennen und fand es eigentlich schön so hoch im Norden, doch eines Tages erwachte das Heimweh. Auch ein nagendes Interesse, wie es Paul wohl ergangen sein mochte, dem einzigen Menschen, der sich jemals ehrlich zugeneigt gezeigt hatte, unterstützte den Wunsch, nach Hause zu fliegen.

So flog Herr Krause den langen Weg zurück nach Büdelsdorf.

Schon aus der Ferne konnte sie den vertrauten Kirchturm erkennen und als sie diesen endlich erreicht hatte, suchte sie sich, eine Pause ersehnend, ein gemütliches Plätzchen in einem kleinen Riss im brüchigen Holz des verwitterten Wartehäuschens der Bushaltestelle, direkt unter dem Schild ›Nikolaskirche‹. Sie wollte gerade ein Nickerchen einlegen, als ein junger Mann das Wartehäuschen betrat. Er schien traurig. Irgendwie verzweifelt. Als noch ein zweiter Mann hinzukam, war an Schlaf nicht mehr zu denken. Sie mochte den Anfang der Geschichte verpasst haben, aber was sie nun hörte, war schier unglaublich …

BUSHALTESTELLE ›NIKOLASKIRCHE‹ 13:45 UHR

Es ging Pater Martin schon einmal besser.

Sein erster Tag als neuer Pfarrer der Büdelsdorfer Kirche war bereits morgen und er hatte noch nicht einmal eine Predigt vorbereitet.

Überhaupt schien in der letzten Zeit alles sinnlos, leer und ohne Hoffnung. Denn irgendwie war ihm unbemerkt der Glauben abhandengekommen.

Natürlich nicht erst seit gestern oder weil er noch keine Predigt vorbereitet hatte. Es war ein längerer Prozess gewesen, der sich bald nach dem Beginn seiner Ausbildung eingeschlichen und ihn, stetig stärker werdend, bis zu seinem Studienabschluss und durch seinen Pastoralkurs hindurch begleitet hatte. Nicht unbedingt besser hatte es die Bekanntschaft zu einer jungen Frau werden lassen, die als Hausdame im Pfarrhaus von Rabenau, einem kleinen Dorf in Sachsen, zu seiner und des Hauptpfarrers Unterstützung angestellt war. Sie entpuppte sich nicht nur als aufgewecktes und gebildetes Mädchen mit ganz fantastischen Beinen, sie war leider auch überzeugte Atheistin.

Die langen Gespräche mit ihr hatten die Zweifel in Pater Martin und den Wunsch nach Nähe weiter wachsen lassen. Und so hatte er es vorgezogen, die junge Dame mitsamt ihren interessanten Gedanken und den fabelhaften Beinen in Rabenau zurückzulassen, als er seine erste Position als Hauptpfarrer in der Büdelsdorfer Nikolaskirche zugewiesen bekam.

Doch die Zweifel gärten noch immer.

Wie konnte es einen Gott geben?

Sollte wirklich jemand da sein, oder zumindest etwas, das ihn immer umgab und alles, wirklich alles wusste und kannte?

Ihn kannte?

Ihn liebte?

Wie kam es dann, dass er sich so alleine fühlte? Warum erfüllte ihn nun eine innere Leere, obwohl er vor einer Woche mit aufkommendem Tatendrang nach Büdelsdorf gereist war?

Er hatte schnell verstanden, dass er, ›der Neue‹, sich erst einmal beweisen musste. Die Büdelsdorfer waren eine verschworene Gemeinschaft und sie beobachteten Zugewanderte sehr genau. Seine Nachbarn standen noch immer unter Beobachtung – und die betrieben bereits seit drei Generationen eine Bäckerei im Zentrum der kleinen Stadt.

Als der Großvater seines Nachbarn damals aus dem nur fünfzehn Kilometer entfernten Schacht-Audorf nach Büdelsdorf gezogen war, hatten die Einwohner zunächst so getan, als verstünden sie seinen Dialekt nicht. Und Schacht-Audorf ist nur wegen der Straßenführung fünfzehn Kilometer von Büdelsdorf entfernt. Zu Fuß sind es fünf – die Kieler Straße entlang.

Und nun er, ein Pfarrer aus dem tiefsten Sachsen.

Das würde nicht eben einfach werden.

Wo war Gott, wenn auch er Ihn mal brauchte?

Er fühlte sich alleine.

Alleine und verlassen.

Der ältere Herr, der bereits seit einigen Minuten neben ihm saß, war gerade aus der alten Kirche gekommen und schien angestrengt nachzudenken. Auch er wirkte nicht gerade glücklich, sondern zerrissen und grüblerisch.

Eigentlich nur ein weiterer Beweis, dass es ›Ihn‹ nicht geben könne, dachte sich Pater Martin enttäuscht. Mehrere Jahre Theologiestudium, Fortbildungen in Pädagogik sowie Gesprächsführung und am Ende sitzt man irgendwo im Flachland Schleswig-Holsteins und sieht, dass auch Otto Normalgläubiger keine Hilfe findet, wenn er auf der Suche nach göttlicher Unterstützung eine Kirche aufsucht.

»Er antwortet nicht«, sagte Pater Martin. »Das tut Er nie.«

Sein Sitznachbar blickte kurz auf, musterte Pater Martin und dessen schwarzes Hemd mit weißem Kollar und murmelte: »Oh doch, das tut Er. Manchmal tut Er es.«

»Nein, das tut Er nicht«, entfuhr es Pater Martin fast ein bisschen ruppig. »Glauben Sie mir, mein lieber Freund, ich bin Pfarrer. Sollten Sie in Büdelsdorf leben, bin ich ab morgen sogar Ihr Pfarrer. Und ich sage Ihnen: Er antwortet nie. Deshalb ist es so frustrierend. Deshalb gehen Menschen wie Sie in Kirchen wie diese und kommen mit einem Gesichtsausdruck wie dem Ihren wieder heraus. Weil es so schwer ist, standhaft zu sein im Glauben. Weil man eben keine Hilfe bekommt.« Pater Martin stutzte kurz. »Sollte Er zu Ihnen sprechen, so wäre es vielleicht klug, mal einen Nervenarzt aufzusuchen.«

Der ältere Herr legte seine Stirn in Falten.

»Das ist interessant.«

»Das ist nicht interessant, das ist Fakt«, erwiderte Pater Martin. »Glauben Sie mir, ich sollte es wissen und ich würde Ihnen so gerne sagen, dass ›Er‹ …« – dabei reckte er einen Finger gen Himmel – »da ist und alle unsere Schritte wohlwollend beobachtet, dass ›Er‹ …« – erneut Finger gen Himmel – »uns zuhört und uns liebt.« Pater Martin stockte. »Ich meine … ich verdiene mein Geld damit, dass ich Ihnen genau diese Dinge sage … allein, ich weiß es nicht. Ich bin mir nicht mehr sicher.«

Der ältere Herr legte seine Stirn erneut in Falten.

Er wandte sich Pater Martin zu und begann zu sprechen: »Mein Name ist Baumann. Dr. Friedrich Baumann. Ich bin

Psychiater. Und ich habe jahrelang geglaubt, alles erklären zu können. Ich glaubte nicht an eine höhere Macht. Schon aus beruflichen Gründen. Und lustigerweise habe ich mein Geld damit verdient, den Menschen genau das Gegenteil Ihrer Version zu erzählen: Sie glauben, jemand beobachtet Sie? Das ist eine Form paranoider Gedankenwelten, zumindest aber eine Wahnvorstellung. Manche Dinge sind Zeichen? Eindeutig eine Wahnwahrnehmung. Sie sprechen mit Ihrem Schöpfer? Auch dafür habe ich ein ganzes Bündel an Diagnosen parat. Und Tabletten! Wenn Menschen mir berichteten, dass Gott zu ihnen spricht oder der Teufel oder manchmal auch der Toaster, der Mixer oder die Autowaschanlage, dann hatte ich immer Antworten parat. Zwei, drei Gespräche, dann den Kopf von innen anschauen – MRT zum Tumorausschluss – danach Psychopharmaka, Gesprächstherapie. Im Anschluss eine kleine Reha mit Körpertherapie, Bogenschießen, Kunsttherapie und gestaltender Selbsterfahrung.«

»Hilft das denn?«, fragte Pater Martin.

»Nein«, antwortete Dr. Baumann. »Aber Sie haben hinterher ein paar schöne Tassen und Aschenbecher getöpfert, die Sie Ihrer Familie von der ›Kur‹ mitbringen können.«

Herr Dr. Baumann schnaufte tief.

»Und dann habe ich einen jungen Kerl kennengelernt. Deswegen war ich gerade auch in der Kirche, weil ich, ohne es zu wollen, nicht mehr ganz so überzeugt davon bin, dass es keinen Gott gibt, seit ich seine – Pauls – Geschichte kenne. Und nun zweifele ich. An allem, was mir bisher als richtig schien. Sollte ich jahrelang die Falschen behandelt haben?«

Pater Martin war nun seinerseits ehrlich irritiert.

»Aber Sie sind doch ein Mann der Wissenschaft! Statistik und Forschung sind die Grundlagen Ihres Tuns, oder? Was könnten Sie gehört haben, das einen solchen Wandel auslöst? Das muss ich jetzt aber wirklich wissen!«

Er stockte kurz, um dann fortzufahren: »Tatsächlich gibt es sogar zwei Gründe, aus denen ich Sie bitten möchte, mir von diesem Paul zu erzählen: Zum einen sind Sie der erste Büdelsdorfer, der überhaupt mit mir spricht, und zum anderen könnte ich, wie Sie vielleicht schon gemerkt haben, ein bisschen Unterstützung in Sachen Glauben gebrauchen. Genau wie Sie unterliege auch ich der Schweigepflicht – und wo wir gerade dabei sind, würde ich mich freuen, wenn Sie im Gegenzug meine Zweifel für sich behielten.«

Dr. Baumann zögerte einen Moment, dann schien auch er die Vorteile eines solchen Gespräches zu erkennen, kramte aus seiner Tasche eine dicke Mappe handschriftlich beschriebener Blätter und zwei Flaschen Bier hervor. Eine davon gab er dem Pfarrer, der zunächst so aussah, als könne er nicht so recht etwas damit anfangen, dann jedoch mit den Schultern zuckte, umständlich den Verschluss öffnete und einen zaghaften Schluck nahm.

Auch Dr. Baumann öffnete seine Flasche und nickte Pater Martin zu, als er zum ersten Schluck ansetzte.

»Wissen Sie, ich arbeite seit Jahren als Psychiater. Mein Spezialgebiet sind ›Erleuchtete‹. So nennen wir Patienten, die glauben, eine göttliche Stimme gehört, einen besonderen Auftrag erhalten zu haben oder Ähnliches. Und ich bin da durchaus erfolgreich. Sogar die Universitäten in Kiel, Lübeck und Hamburg überweisen mir regelmäßig schwierige Fälle. Ich war bereits in Talkshows zu Gast und habe im Radio viele Interviews gegeben. Vor einiger Zeit unterschrieb ich einen Verlagsvertrag, um ein Fachbuch über genau diese Patientengruppe zu schreiben. Ich sammelte fleißig Patientenhistorien – und glauben Sie mir, das Buch war fast fertig –, da besuchte mich auf Empfehlung eines Kollegen ein junger Mann, der angab, bis vor Kurzem die Stimme Gottes gehört zu haben. Bei den meisten Patienten kommt durch die Stimme eine unglaubliche Bedeutung in ihr Leben. Bei Paul war das anders, er wollte sie einfach loswerden. Also beschloss ich, mein Fachbuch mit dem Titel ›Wahn und Religion – Gott sei Dank spricht er nicht‹ noch um Erzählungen aus Patientensicht zu erweitern. Daher lud ich meine Patienten und interessante Fälle von Kollegen zu ausführlichen Interviews ein. Auch besagten Paul, einen eher simpel gestrickten jungen Mann aus unserer Gegend. Es stellte sich heraus, dass mich dieser Fall mehr beschäftigte als andere. Und ehrlich gesagt ist er auch ziemlich witzig. Ich habe also mehr und mehr recherchiert, mit Paul, seinen Eltern und Freunden gesprochen und es ist eine unglaubliche, aber auch unterhaltsame Geschichte geworden.

Mein ursprünglich geplantes Buch liegt jetzt im Schrank. Ich habe stattdessen, natürlich mit Pauls Zustimmung, seine Erlebnisse aufgeschrieben. Das neue Buch heißt nun ›Erleuchtung in Büdelsdorf‹ und ich werde es morgen beim Verlag einreichen. Nachdem ich heute früh die letzten Zeilen geschrieben hatte, beschloss ich, mich aufs Feld zu setzen und bei zwei Bierchen nochmal über alles zu lesen. Nun ja, ich bin hier ausgestiegen und habe mir gedacht, wenn du schon an der Kirche bist, kannst du Gott ja mal kurz für diese famose Begebenheit danken. Irgendeine flapsige Idee halt. Und dann war da plötzlich dieses Gefühl, irgendwie friedlich und bedrohlich zugleich; vertraut und fremd. Ich habe mich nicht alleine gefühlt, obwohl die Kirche leer war. Und irgendwie wusste ich plötzlich, dass Gott Pauls Geschichte auch lustig findet. Und richtig.«

Herr Krause lauschte angeregt. Hatte sie gerade den Namen

Paul gehört? Ihr Paul? Wie war es ihm wohl ergangen, seit sie aus Büdelsdorf weggeflogen war? Da die Zeit nicht drängte und die Mittagssonne gerade so schön in das Wartehäuschen schien, beschloss sie, dem Gespräch zu folgen. Und wann, dachte sie sich, gibt es schon mal eine Geschichte, die so beginnt: Sitzen ein Priester, dem der Glaube abhandengekommen ist, ein Psychiater, der glaubt, ohne es zu wollen, und eine Hummel an einer Bushaltestelle …

Das konnte ja nur interessant werden!

Dr. Baumann setzte seine Lesebrille auf, zog einige Notizen heraus, blätterte ein wenig, schmunzelte, blätterte weiter.

»Vielleicht fangen wir mit dem Tag an, an dem Paul das erste Mal eine fremde Stimme in seinem Kopf hörte.«

DU BIST ES

»Du bist es.«

Paul Möhrenmann, der mittelmäßig begabte Student des Maschinenbaus der Fachhochschule Büdelsdorf, hörte diese Worte nicht zum ersten Mal in den letzten vierundzwanzig Stunden. Zugegebenermaßen waren sie zuletzt in einer eher unangenehmen Situation an ihn gerichtet worden: Sie bildeten, ergänzt um den kleinen, aber nicht ganz unwichtigen Zusatz ›nicht‹, das Finale der letzten Diskussion mit seiner neuerdings ehemaligen Freundin.

Davor hatte sie eine kleine Abhandlung darüber gehalten, was sie von einem Kerl erwarte, speziell von einem, der sie kurz zuvor gebeten hatte, seine Frau zu werden: »Ach Paul, ich wünsche mir, mein Leben mit einem Mann zu verbringen, der mich versteht. Der mich so sieht, wie ich wirklich bin, der eine Familie versorgen kann und mich jeden Tag mehr liebt und den ich liebe und … du bist es … nicht.«

Paul hatte, wie er fand, auf ausgesprochen erwachsene Weise reagiert. Er hatte wortlos die Wohnung verlassen und seinen besten Freund angerufen. Bereits eine Stunde nach dem missglückten Versuch, die ›Frau seines Lebens‹ von der langjährigen Freundin zur Verlobten upzugraden, traf er Klaas an der nächstgelegenen Tankstelle und die beiden begannen, sich bei allerlei Geschichten aus der Vergangenheit ausgiebig dem Alkohol zu widmen.

Knapp zwanzig Stunden später erwachte Paul aus einem tiefen Schlaf.

»Du bist es«, dröhnte es in seinen Ohren.

Paul reckte sich. Die Augen fest verschlossen, rieb er sich den schmerzenden Schädel.

»Du bist es!« Diesmal deutlich lauter und bestimmter.

»Geht das nicht leiser?«, stammelte Paul, die Augen noch immer verschlossen, woraufhin eine freundliche weibliche Stimme ihm antwortete: »Schon, aber dann merken wir nicht, wenn Sie wieder versuchen, Ihre Kotze einzuatmen.«

Erst jetzt stellte Paul fest, dass neben der dröhnenden Stimme in seinem Kopf auch ein beständiges Piepsen und Surren zu hören war. Außerhalb seiner geschlossenen Augenlider bewegte sich etwas und weder die Bettdecke noch das Kissen fühlten sich vertraut an. Es roch nach Desinfektionsmittel und Plastik.

Er öffnete die Augen und schaute einer hübschen blonden Frau in einem weißen Kittel in die Augen.

»Guten Morgen!«, sagte diese mit einer aufgesetzt und zynisch wirkenden Freundlichkeit.

»Entschuldigung … ich war noch nicht ganz wach … was bin ich?«, fragte Paul.

»Hm, lassen Sie mich nachdenken. Ich würde sagen: nackt, verwirrt und eingenässt. Zumindest waren Sie das vorgestern Abend, als die Polizei so freundlich war, Sie in unserer Notfallambulanz abzuladen. Jetzt sind Sie nur noch nackt und verwirrt – soweit ich das beurteilen kann.«

Sie lüftete kurz die Decke und schaute skeptisch.

»Ja, alles trocken«, fasste sie zusammen.

Paul zuckte zusammen und versuchte instinktiv, die Hände schützend in Richtung seiner Leistengegend zu bewegen, riss dabei einen Infusionsständer um und verzog schmerzhaft das Gesicht, als die Kanüle aus seinem Arm gerissen wurde.

»Was ist passiert?«, fragte er, während er versuchte, seine Gedanken zu sortieren. »Bin ich …? Ach, fuck … das ist ein Krankenhaus!«

»Oh, mein Gott!«, rief die Krankenschwester. »Sie erinnern sich nicht? Sie sind heldenhaft in ein brennendes Haus gelaufen, um eingeschlossene Kinder zu retten. Sie haben acht Waisen und einen völlig tauben und halbblinden Rauhaardackel aus dem Dachgeschoss gerettet. Kein Feuerwehrmann hat sich in das lodernde Inferno getraut, aber Sie haben Ihr Hemd ausgezogen und sind todesmutig hineingestürmt. Danach wurden Sie von den Bewohnern auf Händen getragen. Es wurde viel gejubelt, Menschen lagen sich weinend in den Armen. Vor Glück. Einer hat Sie dann leider fallen lassen, daher die Kopfschmerzen.«

»Echt jetzt?«, fragte Paul ungläubig.

»Nein.« Die Krankenschwester setzte einen gelangweilten Gesichtsausdruck auf.

»Hm. Ja, das klang auch nicht plausibel. Ich bin an der Stelle stutzig geworden, an der ich angeblich mein Hemd ausgezogen habe. Fragen Sie mal meine Freundin, die hat meinen Bauch noch nie gesehen. Ein weiser und vermutlich dicker Mann hat mal gesagt: ›Immer erst das Hemd ausziehen, wenn es für den Partner zu spät zum Weglaufen ist.‹ Was ist denn nun wirklich passiert?«

»Die Polizei brachte Sie gestern Nacht hierher. Sie lagen auf der Landstraße vor der Nikolaskirche und haben rumgebrüllt. Sie hatten um die drei Promille im Blut und keine Hose an. Laut Angaben der Herren von der Staatsgewalt haben Sie einer Polizistin wohl erst einen Joint und dann Beischlaf angeboten. Bevor Sie nachfragen: Ich vermute, sie hat beides nicht angenommen. Ganz sicher bin ich mir aber nicht, denn Sie hatten keine Drogen dabei, als ich sie ausgezogen habe. Beischlaffähig wirkten Sie aber auch nicht mehr.«

»Ach, wissen Sie, eigentlich bin ich ein ziemlicher Charmeur und Sie glauben gar nicht, wie viele Ladys ich …«, wollte Paul sich kurz erklären, als die Krankenschwester ihn abermals unterbrach: »Sie hatten Erbrochenes im Gesicht.«

Paul stutzte.
»Nun, das würde erklären, warum die Dame abgelehnt hat.«
Mit den gelächelten Worten: »Jetzt gibt's erstmal Frühstück« legte die Pflegefachkraft ihm eine neue Flexüle, drehte die Infusionslösung auf und verließ den Raum.
Paul erwog derweil, sich wieder den gesellschaftlichen Konventionen zu unterwerfen und eine Toilette aufzusuchen, anstatt die einsatzfreudig bereitstehende Bettpfanne zu benutzen. Aufstehen war gar nicht so einfach. Dezent schwankend schob er den Infusionsständer durch das Zimmer und begab sich mit wehendem Kliniknachthemd und hervorblitzendem Hintern in Richtung der Toilette.
Sein Spiegelbild schaute ihn müde und verquollen an.
»Du bist es«, dröhnte es in seinem Kopf.
»Boah, was ist das für eine Scheiße? Lass mich in Ruhe!«, entfuhr es Paul, etwas lauter als geplant.
Aus dem Krankenzimmer erklang eine gedämpfte Stimme: »Den Gefallen werde ich Ihnen wohl kaum tun können.«
Verdutzt öffnete Paul die Badezimmertür einen Spalt und blickte in die durchaus freundlich angelegten, aber momentan verkniffen schauenden Knopfaugen eines kleinen Mannes, der unangenehmerweise eine Polizeiuniform trug.
»Oh, bitte entschuldigen Sie, ich meinte jemand anderen.«
Der Polizist inspizierte irritiert das gut überschaubare und ansonsten leere Badezimmer des Krankenzimmers und fuhr dann ungerührt fort: »Herr Möhrenmann, ich bin Kommissar Schlüter vom 2. Revier und hier, um mit Ihnen über den gestrigen Abend zu sprechen.«
Er hielt kurz inne und genoss sichtlich die von ihm durchaus theatralische und mit einer gewissen Dramatik versehene Kunstpause, bevor er – mit einem noch etwas grimmigeren Blick – erneut anhob: »Sie werden sich vermutlich nicht an

meine Kollegen erinnern, aber ich habe hier eine Anzeige wegen Vandalismus und Ruhestörung gegen Sie vorliegen. Sie haben die Möglichkeit, nun Stellung zu nehmen.«

Paul trat aus dem Bad, nahm den Zettel, den ihm der Kommissar reichte, und begann zu lesen.

Polizeiruf erfolgte um 01:35 Uhr: Betrunkener Randalierer liegt auf der Landstraße vor der Nikolaskirche und brüllt: »Gar nix kannste!« Bei Eintreffen der Kollegen Schmidt und Greiner bietet der derangierte, alkoholisierte und vermutlich unter Einfluss von Betäubungsmitteln stehende Bürger Paul Möhrenmann dem Polizeiobermeister Matthias Schmidt mit den Worten: »Na, kleine Maus, willst wohl ficken? Komm, wir rauchen erst noch einen«, eine mit Haschisch angereicherte, selbstgedrehte Zigarette an und entkleidet sich dann vollständig. Verbringung in die Ausnüchterung erfolgt um 01:46 Uhr. Einweisung ins Klinikum durch Amtsarzt um 02:18 Uhr.

»Das ist mir jetzt etwas unangenehm«, stammelte Paul.

»Sagen Sie das dem Kollegen Schmidt. Dem war das gestern schon unangenehm. Sie haben sich im Wagen nackt an ihn gekuschelt und sind dann eingeschlafen. Aber wenigstens hat er sich gleich heute Morgen beim Friseur die Haare auf die vorgeschriebene Länge kürzen lassen. Außerdem hat er sich seit Ewigkeiten mal wieder in den Sportplan eingetragen – vermutlich um gegen den Männerbusen vorzugehen.«

»Freut mich, wenn ich Ihnen einen Gefallen tun konnte«, versuchte Paul die Situation mit einem Scherz aufzulockern, sah dann jedoch die nun noch verkniffener schauenden Augen des Kommissars und murmelte schnell ein »Entschuldigung« hinterher.

Ein sehr glücklicher Umstand führte zu einem leichten

Schwindelgefühl mit aufsteigender Übelkeit und Paul bewegte sich, die Hände vor den Mund haltend, so rasch es ihm möglich war, zurück ins Bad und erbrach sich gut hörbar.

Während er noch kurz rekapitulierte, wessen Idee es wohl gewesen war, Energydrinks, Wodka, Whiskey und Sekt zu mischen – das war es zumindest, was seine Geschmacksknospen ihm meldeten – hörte er Kommissar Schlüter mit folgenden Worten das Zimmer verlassen: »Bitte melden Sie sich doch auf dem Revier, wenn es Ihnen wieder möglich ist.«

Die Tür fiel ins Schloss und Paul war wieder allein.

»Du bist es«, dröhnte es erneut in seinem Kopf.

»Was?«

»Du bist es«, dröhnte es dunkel und etwas genervt. »Du. Bist. Es.«

Paul starrte in den Spiegel. Seine leicht unterlaufenen Augen blickten leer zurück.

»Was bin ich?«, brüllte er. Verzweiflung machte sich breit.

»Wer spricht da?«, und noch einmal lauter: »Was bin ich?«

»Irgendwie komisch auf jeden Fall«, klang die Stimme der Krankenschwester durch die Tür.

Anscheinend hatte der Polizist sie informiert, dass es Paul schlechter ging, und sie war sogleich ins Zimmer geeilt.

»Und vermutlich immer noch ein bisschen betrunken«, fügte sie hinzu.

Paul ging, etwas wackelig auf den Beinen, zurück ins Bett. Ihm war die ganze Situation unglaublich peinlich. Die Krankenschwester drehte die Infusion voll auf.

»Ihre Freundin wird Sie bald abholen. Genießen Sie die Ruhe und das Kochsalz. Das wird Ärger geben.«

Nicht ohne ein dickes Grinsen schlecht zu verstecken, verließ sie das Zimmer.

BUSHALTESTELLE ›NIKOLASKIRCHE‹ 14:04 UHR

»Ich bin mir nicht ganz sicher, ob mir die Abenteuer eines erfolglosen Studenten, der sich hemmungslos betrinkt, Drogen nimmt und versucht, Sex mit einem ebenfalls männlichen Polizisten zu haben, wirklich dabei helfen, meinen Glauben wiederzufinden«, gab Pater Martin zu bedenken, nachdem er den ersten Teil der Geschichte gehört hatte. »Und gleichzeitig bin ich irgendwie gekränkt, dass, falls es wirklich Gott ist, den Paul da hört, dieser Gott nicht zu mir spricht, sondern zu ihm. Ich meine, ist Ihnen klar, wie viele Opfer ich bringen musste, um Pfarrer zu werden?«

»Aber ist Glauben denn nicht Ihr Job?«, fragte Dr. Baumann. »Ich meine, warum sollte Gott zu Ihnen sprechen? Sie sind doch bereits im Team und müssten nach den von Ihnen angeführten Jahren des Studiums genau wissen, was Er will. Also entweder ist alles, was Sie da so gelernt haben, Mumpitz, dann würde ich auch nicht mit Ihnen sprechen, falls Sie sich trotzdem als ›Experte‹ oder gar ›Vertreter‹ meiner ausgäben, oder es stimmt alles. Dann ist es an Ihnen. Entweder Sie glauben oder eben nicht. Sie haben alle verfügbaren Informationen. Und außerdem, das sagte zumindest Abraham Lincoln, muss Gott die einfachen Menschen lieben, so viele, wie er davon gemacht hat.«

Dr. Baumann lachte.

»Aber Sie haben natürlich recht, bis hierhin klingt es noch wie eine klassische drogeninduzierte Psychose. Aber manchmal verbergen sich die wirklich aufregenden Geschichten eben im Dickicht des echten Lebens. Viele Menschen trinken nun einmal und manche nehmen ab und zu auch Drogen. Wissen Sie, ich habe mich sowieso schon immer gefragt, wieso wir stets Vorbilder suchen, die ihr Leben lang rein und unfehlbar scheinen. Und warum es uns entsetzt, zu hören, dass derjenige, den wir eigentlich für eine wunderbare Tat verehren, auch Makel hat. Aber macht uns das nicht zu Menschen? Ist das nicht gerade Teil der Botschaft? Jeder kann zu jedem Zeitpunkt seines Lebens Bedeutung erlangen. Es gibt fast immer Wege zurück oder zumindest in eine andere Richtung. Ist das nicht vielleicht auch wichtig, um zu sehen, dass zählt, was wir tun, nicht, wer wir sind oder was wir getan haben?«

Pater Martin grübelte.

»Das sehe ich etwas anders. Außerdem würde ich nun wirklich gerne wissen, was genau er eigentlich ist. ›Du bist es‹, das kann ja alles bedeuten.«

Dr. Baumann machte eine beschwichtigende Geste.

»Das werden wir noch erfahren. Aber vielleicht verstehen Sie, dass es Paul zunächst gar nicht gefiel, dass da irgendetwas in seinem Kopf war, das er nicht zuordnen konnte. Was würden Sie in so einem Fall tun?«

»Ich würde sofort zu einem Arzt gehen«, antwortete Pater Martin eine Spur zu schnell.

»Wirklich? Was ist mit Scham? Was mit Ihrem Glauben? Würden Sie nicht zumindest hoffen, dass es Gott ist, der zu Ihnen spricht?«

»Gott spricht nicht zu uns. Und wenn, dann nicht so. Und nicht zu einem Typen wie Paul. Ich meine, Drogen und Alkohol sind genauso wenig von der Bibel als Standardlebensweisen vorgesehen wie außerehelicher homosexueller Geschlechtsverkehr mit dicken Polizisten. Aber vielleicht ist das alles auch völlig egal, wenn es Gott sowieso nicht geben sollte.«

»Aber was, wenn Ihn diese Dinge gar nicht primär interessieren? Was, wenn es für jeden einen eigenen Weg gäbe? Was wäre, wenn Gott tatsächlich Humor hätte?«

»Sollte es Ihn wirklich geben, so ist davon auszugehen, dass Er Humor hat. Sonst würde Er vermutlich alle, die Seine Botschaft verbreiten, etwas besser unterstützen, und jene, die sich einfach nur betrinken und weder Moral noch Anstand haben, wenigstens erst einmal zu uns führen.«

»Aber wenn ich Sie richtig verstehe, haben Sie Paul gerade mehrfach verurteilt. Ich dachte immer, Gott verzeiht? Sie wohl nicht. Und außerdem, warum ist es so bedeutsam, dass der Polizist männlich ist?«, fragte Dr. Baumann.

»Weil Homosexualität nun wirklich gegen die Kirche ist«, antwortete Pater Martin resolut.

»Ich glaube eher, die Kirche ist gegen Homosexualität«, sagte Dr. Baumann. »Es ist doch absolut unlogisch, dass Gott uns auf eine Weise geschaffen hat, die Er dann verteufelt. Das wäre ja ziemlich gemein. Nehmen wir an, Gott hat Sie als Leckermäulchen erschaffen und Sie mögen sehr gerne Honig. Und dann essen Sie einen Löffel Honig und zack – verkackt! Ewige Verdammnis, Ausschluss aus der Kirche, alles aus. Das ist nicht glaubwürdig«, führte Dr. Baumann aus.

»Gott hat Mann und Frau geschaffen, damit sie sich lieben und fortpflanzen. Das ist ein Fakt. Übrigens der einzige Grund, warum es uns, die Menschheit und alles, was sie hervorgebracht hat, noch gibt«, erklärte Pater Martin.

»Das halte ich für zu kurz gedacht«, antwortete Dr. Baumann, »zu behaupten, Gott könne nur ›0 und 1‹ geschaffen haben, also nur Männlein, die wie Männlein aussehen und Weiblein lieben, und Weiblein, die wie Weiblein aussehen und Männlein lieben. Ist es nicht wie immer die Vielfalt und Variabilität in den Komponenten, die alles, wirklich alles zu etwas Besonderem machen? Warum sollte Gott nicht Personen erschaffen, die aussehen wie Frauen, fühlen wie Männer und lieben wie was auch immer? Er hat ja auch

Blumen und Tiere in verschiedenen Farben und Formen geschaffen. Und wenn Er das kann und es tut, warum sollte es dann verboten oder zu verdammen sein? Das würde ja bedeuten, dass der Gott, der uns angeblich alle liebt und nach Seinem Ebenbild geschaffen hat, einige Menschen von vornherein dazu verflucht hat, entweder ein Leben unter Verzicht auf Erfüllung in der Liebe zu führen – was unlogisch wäre, ist ›Liebe‹ doch eine Seiner Kernbotschaften – oder Vertrautheit und Liebe zu leben und dann ewig im Höllenfeuer zu schmoren. Glaub ich nicht. Außerdem gibt es schwule Pinguine«, gab Dr. Baumann zu bedenken.

»Das mit den Pinguinen stimmt.« Pater Martin sinnierte. »Irgendwie beschleicht mich das Gefühl, dass wir zwei ganz unterschiedliche Ansichten von Gott haben.«

Herr Krause war derweil ehrlich bestürzt. Anscheinend war sie die einzige, der es Sorgen bereitete, zu erfahren, dass Paul im Krankenhaus war. Sie konnte es kaum erwarten, herauszufinden, wie es weiterging.

Und tatsächlich schien auch der Pfarrer mehr erfahren zu wollen. Er nahm einen Schluck Bier und wandte sich Dr. Baumann zu.

»Was ist dieser Paul denn eigentlich für ein Bursche? Vielleicht verstehe ich, warum Sie der Meinung sind, Gott, oder wer auch immer, habe ihn auserwählt, wenn ich mehr über ihn erfahre.«

»Eigentlich«, begann Dr. Baumann, »war Paul ein ganz normaler Junge. Aber warten Sie kurz, ich habe im Rahmen des Interviews natürlich auch die Biografie aufgenommen.«

PAUL UND KLAAS

Paul Möhrenmann kam als Kind einer Rendsburger Grundschullehrerin und eines Büdelsdorfer Drogeriemarktbesitzers zur Welt. Zum errechneten Geburtstermin regte sich seitens seiner Mutter außer einem leichten Hungergefühl und einer langsam einsetzenden Schwangerschaftsdepression gar nichts. So verstaubte der vorsorglich gepackte Notfallkoffer des jungen Ehepaares im Flur der kleinen Wohnung im Büdelsdorfer Süden und wurde schließlich wieder ausgepackt.

Sein Talent für suboptimales Timing konnte Paul somit bereits am Tag seiner Geburt unter Beweis stellen.

Da sich auch zwei Wochen nach dem berechneten Termin keinerlei Bewegung einstellte, suchte seine Mutter den Frauenarzt auf, beschloss nach zwei Stunden Wartezeit ihren Schwangerschaftsgelüsten folgend jedoch, dass es nun erst einmal Zeit für einen Cheeseburger sei, bestieg den Bus zum Bahnhof und reihte sich in die Schlange der dort hungrig Wartenden ein.

Ihre Bestellung war kaum ausgesprochen, da schien Paul, vermutlich angelockt durch den Duft von heißem Frittenfett und gebratenem Rindfleisch, doch recht eilig auf die Welt kommen zu wollen. Das zufällig anwesende Team eines Rettungswagens brachte ihn daher auf einem Haufen ausgebreiteter Geschirrhandtücher im einzigen Fastfood-Restaurant Büdelsdorfs zu Welt.

Der durch die skurrile Situation zu Späßen aufgelegte Rettungsassistent überreichte den kleinen, kräftig schreienden Kerl seiner Mutter mit den Worten: »Hier essen oder mitnehmen?« Als Pauls Mutter ein gequältes Lächeln aufsetzte, ergänzte der Rettungssanitäter, welcher nun ebenfalls seine Chance auf ein formidables Witzchen gekommen sah: »Ah,

Sie haben den Doppel-Whopper gewählt – für 50 Pfennig mehr gibt's die Pommes und die Cola in groß dazu!«

Paul war, das kann man den Kommentaren der Sanitäter entnehmen, ein dickes Kind und sollte es bleiben. Auch wenn seine Großmutter nie müde zu werden schien, bei allen passenden und unpassenden Gelegenheiten – zuletzt, als Paul ihr Simone vorstellte – darauf hinzuweisen, dass sich das »sicher noch verwachse«, tat es das nicht. Der ›pummelige Paul‹ wurde ein geflügeltes Wort in bestimmten Kreisen Büdelsdorfs und Paul hatte dementsprechend keine besonders leichte Kindheit. Seine kräftige Statur in Kombination mit dem modischen Unbewusstsein seiner Eltern sorgte schon früh für Erlebnisse, die auch viele Jahre später noch für Erheiterung sorgten, wann immer er seinen Schulkameraden wieder über den Weg lief. Paul wuchs nichtsdestotrotz in behüteten und ordentlichen Verhältnissen auf. Das einzige einigermaßen als traumatisch zu beurteilende Erlebnis seiner Kindheit blieb eine Lederhose, die seine Eltern ihm kauften, nachdem alle normalen Hosen entweder nicht passten oder nach wenigen Wochen kaputtgespielt waren. Lederhosen waren leider auf den Spielplätzen der späten 80er Jahre, die zu einem großen Teil auf Rutschen und Gleiten ausgelegt waren, keine große Hilfe. Farblich an vergilbte Baumrinde erinnernd, stoppten sie sofort und schmerzhaft jeden Versuch, zu rutschen. Und die 80er meinten es wirklich ernst, denn zu dieser Zeit bekam fast jedes Kind noch ein weiteres Feature: die Zahnspange.

Es war das Jahrzehnt der Kieferorthopäden!

So lernten Paul und Klaas sich im Wartezimmer des Kieferorthopädischen Zentrums kennen, das einen weiteren Versuch des Schicksals verkörperte, ihre Kindheit gesellschaftlich vollständig zu versauen.

Der schlaksige Klaas saß mit einer viel zu großen Brille, deren linkes Glas mit einer milchigen Folie abgeklebt war, neben seiner Mutter und trug einen Topfschnitt auf dem Kopf. Zu allem Überfluss hatte irgendein übereifriger Kinderaugenarzt beschlossen, dass es weniger erniedrigend sei, wenn er den armen Kindern, die schon abgeklebte Brillen tragen mussten, He-Man-Figuren auf die Folien zauberte. Tat es nicht. Paul überlegte lange, ob er den Jungen auslachen sollte, der dort so bemitleidenswert aussah, dass er tatsächlich erstmals in seinem Leben das Gefühl hatte, etwas ›Besseres‹ zu sein.

Klaas war an diesem Tag ausgesprochen schlecht gelaunt. Er wollte keine Zahnspange. Überdies hatte er heute auch noch den letzten seiner He-Man-Aufkleber für seine Brille verwendet und musste ab morgen erst einmal die Bibi-Blocksberg-Folien tragen, die seine Mutter ihm versehentlich vom Optiker mitgebracht hatte. Als dann dieser komische dicke Junge den Raum betrat, besserte sich seine Laune deutlich.

»Ach, du meine Güte«, murmelte Klaas, als er sah, was genau da auf ihn zukam: Paul trug eine kurze Lederhose, die aussah, als habe sie einige Zeit in einem Moor gelegen. Dazu aber höchst akkurat gescheitelte Haare, ein bis oben geschlossenes Polohemd und darüber einen Rundhalspullover. Klaas wollte gerade laut loslachen, als ihn der mahnende Blick seiner Mutter traf.

Die zwei Jungs erfuhren die ganze Palette des kieferorthopädischen Schaffens von Röntgen über Zahninspektion bis hin zum Abdruck. Als die beiden sichtlich geschafft, auf ihre Mütter wartend wieder im Wartezimmer saßen und sich die Reste des übel schmeckenden Abdruckgemisches aus ihren Zähnen pulten, brach Klaas das Schweigen.

»Alles Scheiße.«

»Jo«, antwortete Paul.

»Ich bin Klaas«, sagte Klaas.

»Paul«, antwortete Paul.

»Alter, echt? Du siehst *so* aus und dann haben deine Eltern dich auch noch Paul genannt?«

Paul zuckte mit den Schultern. »Du hast eine abgeklebte Brille. Und außerdem sagt meine Oma, das verwächst sich noch«, maulte er trotzig.

»Wird es nicht«, erwiderte Klaas.

»Kriegste ne feste oder ne lose?«, fragte Paul.

»Ne lose«, antwortete Klaas.

»Ich auch«, sagte Paul.

»Wenigstens etwas.«

Wenig später sackten die Mütter ihre Jungs erwartungsvoll wieder ein.

Paul und Klaas sahen sich in den kommenden Jahren alle paar Wochen bei den Kontrolluntersuchungen des eifrigen Kieferorthopäden. Keiner von ihnen hatte die Spange regelmäßig getragen. Die Jungs sagten ihren Eltern die Klammer tragend artig Gute Nacht, nahmen sie dann aber wieder raus und legten sich schlafen. Es stellte dann allmorgendlich eine Herausforderung dar, die Klammer schnell wieder einzusetzen, wenn ihre Mütter sie weckten. Während sich also die Mütter umfassend sorgten, was für ein Stümper dieser Kieferorthopäde sei, und sich allmählich nach den Arztbesuchen auch auf einen Kaffee zusammensetzten und dadurch schlussendlich gute Bekannte wurden, freundeten sich die beiden Jungs ebenfalls an. Und auch wenn die Zahnstellung der beiden keinerlei Veränderung erfuhr, so wuchs ihre Freundschaft mit jedem Jahr und sollte bis zum heutigen Tag anhalten.

Nachdem Klaas und Paul gemeinsam die Grundschule überlebt hatten, kamen sie aufs Gymnasium. Klaas aufgrund seiner exzellenten Noten, Paul, weil seine Mutter gedroht hatte, den Schuldirektor der Grundschule zu verklagen, falls seine Empfehlung nicht entsprechend lautete. Während Klaas zielstrebig und fleißig war, war Paul einfach anwesend. Und ängstlich.

Noch Jahre später zog Klaas ihn wegen des ›Meerschweinchen-Zwischenfalls‹ auf. Eine Schulkameradin, Anne-Christin, die es eigentlich nur in Kombination mit Christine gab, hatte ihr Haustier mit in den Biologieunterricht gebracht. Das war in der 9. Klasse. Die beiden Mädchen waren stets engagiert und seitens der Lehrer ausgesprochen beliebt.

Paul hasste beide. Klaas hatte ein Auge auf Christine geworfen.

Am Ende der Biologiestunde war das Meerschweinchen tot und Anne-Christin noch zwei Jahre in therapeutischer Behandlung.

Als der kleine Nager durch die Reihen gereicht wurde, damit die Schüler sich die Milchdrüsen auf dem Bauch anschauen konnten, machte Klaas ausführlich Witze, dass die beiden doch bestimmt einfachere Möglichkeiten gehabt hätten, der Klasse unterentwickelte Milchdrüsen zu präsentieren.

Paul konnte ihn nicht hören. In Panik erinnerte er sich an eine Dokumentation zum Thema Tollwut, die er einige Tage zuvor gesehen hatte. Und nun sollte er ein Tier anfassen. Ein Nagetier. Mit Zähnen. Bedrohlich. Panik!

Als er den kleinen Nager in der Hand hielt, wiederholte Klaas den Milchdrüsenwitz und stupste Paul in die Seite. Der erschrak so heftig, dass er das kleine Tier etwas zu stark drückte, woraufhin der Nager das tat, was er am besten konnte und wofür Gott ihn mit einem Paar, im Gegensatz zu den

Milchdrüsen hervorragend entwickelten Zähnen ausgestattet hatte: Er nagte.

Und dieses Meerschwein meinte es ernst. Um sich aus Pauls Griff zu befreien, biss es in dessen Daumen, wodurch dieser schmerzerfüllt seine Hand schüttelte und den kleinen Fellball damit in Richtung Fenster katapultierte.

Im Sport konnte man sicher sein, dass Paul weder ein Tor noch einen Basketballkorb traf. Das Meerschweinchen jedoch schien selbst erstaunt, mit welcher Präzision Paul es mit einer schleudernden Handbewegung durch das gekippte Fenster zirkelte.

Seitens des Meerschweines endete die Irritation mit dem Aufschlag auf dem Schulhof, drei Stockwerke weiter unten. Mitschüler und Lehrer brauchten etwas länger.

Paul litt noch etwa zehn Wochen.

Er hatte tatsächlich einen Arzt gefunden, der ihm bei ›Zustand nach Meerschweinbiss‹ prophylaktisch Spritzen gegen Tollwut verabreichte. Eine schmerzhafte und unangenehme Prozedur, die Paul für absolut notwendig hielt und die der Arzt gut abrechnen konnte.

Christine war kurz nach dem ›Meerschweinchen-Fiasko‹ trauernd in Klaas' Arme geraten und die beiden war schon eine Woche nach der – wirklich herzergreifenden und von zahlreichen Klassenkameraden besuchten – Beisetzung des Meerschweins so etwas wie ein Paar geworden.

Anne-Christin bedurfte therapeutischer Betreuung. Ein schöner Umstand war, dass der Psychologe ihr nach etwa einem Jahr empfahl, sich mit Paul auseinanderzusetzen. Dies führte schließlich dazu, dass Paul seinen ersten Kuss auf dem Hinterhof seines Kieferorthopäden, gleich neben der Tanzschule, bekam. Von Anne-Christin. Zwei Tage später machte Paul seinen ersten HIV-Test. Man weiß ja nie. Denn wie es der Zufall so wollte, hatten sie nur eine Woche zuvor im Biologieunterricht Aids durchgenommen.

Im Konfirmationsunterricht waren Klaas und Paul keine Leistungsträger. Zusammenfassend kann festgehalten werden, dass beide meistens anwesend waren und zum Stichtag wenigstens das Glaubensbekenntnis fehlerfrei herunterleiern konnten (Paul) oder jemanden kannten, der dies konnte (Klaas). Eigentlich waren die wesentlichen Beweggründe, zu den wöchentlichen Zusammenkünften im Gemeindehaus zu gehen, die Aussicht auf ein paar großzügige Geschenke und die Müller-Zwillinge Ina und Kathrin, die in der Reihe vor ihnen saßen. So versuchten die beiden Jungs durchgehend, so lässig zu wirken, wie man als Vierzehnjähriger im Gespräch über seinen Glauben nur sein kann, gleichzeitig eine gute Balance an Kenntnis und Desinteresse vorzutäuschen und zumindest nicht ungünstig aufzufallen. Beides klappte nur bedingt. Es war nicht so, dass Paul nicht grundsätzlich offen war, über das Leben und Leiden von Jesus zu lernen. Es war einfach nicht cool. Und wenn man ehrlich ist, waren die meisten Geschichten nur bedingt spannend und ließen doch eine ganze Menge Fragen offen. Die wirklich interessanten Themen wurden ausgelassen und die regelmäßig geforderten Beteiligungen am Gottesdienst trieben Paul jedes Mal die Schamesröte ins Gesicht.

Irgendwann hatte er beschlossen, Gott einen Deal anzubieten: Er würde die benötigten Dinge lernen und sich große Mühe geben, ein guter Mensch zu sein, wenn dieser im Gegenzug dafür sorgte, dass die Peinlichkeiten in der Kirche, wie Fürbitten und stammelndes Aufsagen schlecht merkbarer Psalmen, dafür in Zukunft nicht mehr vonnöten wären. Nach einer Weile schien es so, als gelte die Abmachung.

Vielleicht hatte der Pfarrer Paul aber auch aufgegeben und beschlossen, sich den aussichtsreicheren Kandidaten zuzuwenden. So oder so lief es nun reibungsloser.

Zwar drohte der Pfarrer bis zuletzt, Paul von der feierlichen Konfirmation seiner Gruppe auszuschließen, auf den Hinweis von Pauls Vater, die Einladungen seien bereits raus und das Catering bestellt, fügte er sich jedoch in das Unvermeidbare und gewährte Paul die Segenshandlung.

In Sachen Freizeitgestaltung begannen Paul und Klaas nach der Konfirmation auseinanderzudriften. Die Tanzschule war der Ort, an dem dicke Jungs in Kontakt mit Mädchen kamen. Zwangsläufig. Da immer genug Damen, aber selten genug Herren da waren, blieb niemand unbetanzt. Auch Paul nicht, der in den kommenden Jahren seine Freundinnen im Wesentlichen aus dem Kreise seiner Abschlussballpartnerinnen rekrutierte. Klaas hatte unterdessen begonnen, echten Sport zu treiben. Er entwickelte sich zum Star der Schulmannschaft im Fußball und konnte sich die Mädels aussuchen.

Tatsächlich hatten sie bis zum Studium etwas seltener Kontakt, blieben aber dennoch Freunde.

»Okay, also Paul ist nicht nur ein erfolgloser Student aus Büdelsdorf, der sich besäuft und gelegentlich Drogen nimmt, er ist auch noch dick und hat seine Eltern belogen, zumindest, was die Zahnspange angeht«, fasste Pater Martin zusammen. »Es ist eine durchaus unterhaltsame Geschichte, aber ich habe nicht das Gefühl, dass es plausibel ist, dass tatsächlich Gott zu Paul spricht. Ich habe stattdessen immer mehr den Eindruck, dass ich, als ich noch von der Existenz Gottes überzeugt war, die Sache irgendwie falsch angegangen bin. Anscheinend sind Leute wie Sie nur dann geneigt, sich Geschichten über Gott anzuhören – und zu glauben –, wenn Menschen darin vorkommen, die eher nicht dem Bild des Heiligen entsprechen. Was meine Laune angeht, so ist Ihre kleine Geschichte aber durchaus hilfreich.«

»Nun ja, vielleicht spielt auch der Wiedererkennungswert eine Rolle. In der Therapie sagen wir ja auch, dass wir den Patienten dort abholen wollen, wo er steht. Und manche müssen halt erst verstehen, dass sie nicht die ersten sind, die jemals so etwas erleben wie das, was sie gerade in eine Therapie geführt hat. Oder dass sie sich gar nicht so sehr von anderen unterscheiden, die Ähnliches erlebt haben. Ich meine, jeder vermutet ja, einzigartig zu sein. Dabei sind viele Erfahrungen anderer Menschen sehr ähnlich. Vielleicht ist der Gedanke der vermeintlichen Einzigartigkeit ja auch ein Spiegel der Hoffnung, nicht belanglos zu sein«, erwiderte Dr. Baumann.

»Früher hätte ich Ihnen darauf geantwortet, dass jeder von uns einzigartig von Gott geschaffen wurde.«

»Früher hätte ich Ihnen gesagt, dass ich nicht glaube, dass es möglich ist, außerhalb einer psychischen Erkrankung die

Möglichkeit der Existenz eines Gottes überhaupt in Erwägung zu ziehen. Aber unabhängig davon ist natürlich jeder Mensch als Summe seiner individuellen Erfahrungen einzigartig. Doch die vermeintlichen Fehler, die wir machen, die Dysfunktionalität der Systeme, in denen wir uns verstricken, die sind manchmal gar nicht so verschieden. Apropos Systeme: Ich möchte Ihnen noch eine weitere Person vorstellen, die wir im Kontext dieser Geschichte noch brauchen werden: Leevke Hansen. Auch mit ihr habe ich im Rahmen meiner Buchrecherche gesprochen. Lassen Sie mich Ihnen kurz von ihr erzählen, bevor wir wieder zu Paul kommen.«

Ein Mädchen? Das interessierte jetzt auch Herrn Krause sehr.

LEEVKE

Leevke Hansen erwachte erheblich schaukelnd in ihrem kleinen Zimmer in einer schicken Stadtvilla am Rande Büdelsdorfs.

»Spielen wir waaas?!«, nölte es außerhalb ihrer noch geschlossenen Augenlider.

Ohne sie öffnen zu müssen, wusste Leevke, dass der kleine Pascal sich wieder einmal in ihr Zimmer geschlichen hatte und nun penetrant auf ihrer Matratze herumhopste.

»Spieeelen!«

Einige Minuten lang versuchte sie noch, sich totzustellen, was jedoch keinerlei Verständnis bei Pascal weckte, der sein Gehopse noch zu intensivieren schien und wie immer keine Ruhe geben würde, bis sie aufstand und mit ihm in sein Zimmer ging.

›Das ist also mein Leben‹, dachte Leevke und öffnete die Augen.

Pascal warf ihr einen ärgerlichen Blick zu.

»Du sollst immer mit uns spielen, sonst musst du zurück nach Hause.«

»Ich wünsche dir auch einen schönen guten Morgen!«

Sie erwiderte den ärgerlichen Blick in Richtung des nervigen Balges.

»Wo ist deine Schwester?«

»Die schläft noch.«

»Was für ein vorbildliches Kind«, murmelte Leevke.

Pascal sah sie weiterhin auffordernd an. Mit einer Mischung aus Herablassung und Penetranz wiederholte er seine langgezogene Aufforderung: »Spieeeeelen!«

Gegenwehr erschien kaum erfolgsversprechend. Und da Leevke Jungs generell – und in diesem Alter im Speziellen –

nicht sonderlich zugänglich für logische Argumentationen erschienen, gab sie nach: »Okay, Pasci, wir spielen Verstecken. Du versteckst dich und verhältst dich ganz ruhig. Ich gebe dir zehn Minuten Vorsprung, dann stehe ich auf und suche dich. Wenn ich dich in einer Stunde nicht gefunden habe, hast du gewonnen und bekommst nachher ein schönes Eis.«

Sie gab dem kleinen Nervzwerg ihre Uhr und erklärte ihm ausführlich, dass er gewonnen habe, wenn der große Zeiger die Zwölf und der kleine die Neun erreicht habe.

Der begeisterte Pascal rief: »Eis!«, und verschwand in seinem Zimmer. Leevke hörte die Schranktür zuschlagen und wusste, dass sie nun etwa eine halbe Stunde Ruhe hatte, in der Pascal sich die Augen zuhaltend in seinem Schrank sitzen würde.

Sie streckte sich.

Seit sie vor fast zwei Monaten in Büdelsdorf angekommen war, hatte es keinen Tag gegeben, an dem nicht eines der beiden Kinder, auf die sie als Au-pair-Mädchen Acht zu geben hatte, sie wachgeschrien, -gehopst oder -geweint hatte.

Leevke stammte aus einem kleinen Dorf in Norwegen, hatte Kunstgeschichte studiert und sich eigentlich auf ein geruhsames Leben in ihrer Heimat unweit des Polarkreises vorbereitet. Unangenehmerweise hatte ihr ehemaliger Freund, ein dänischer Bauingenieur, im Rahmen eines Projektes in Indien nahe Goa seine Zuneigung zu bewusstseinserweiternden Drogen und freier Liebe entdeckt. Sie jedoch hatte keinerlei Interesse daran verspürt, ihn bei der Pflege dieser Hobbys zu unterstützen.

Um den Kopf freizubekommen und neu anzufangen, hatte sie sich spontan bei einer Au-pair-Agentur beworben und gehofft, eine Stelle in New York oder London zugewiesen zu bekommen. Doch da das Leben oft nicht ganz so verläuft, wie man es plant, war als einzige Vakanz eine Position in Deutschland ausgeschrieben gewesen.

So war es nicht London oder New York geworden, sondern Büdelsdorf.

›Auch gut‹, hatte Leevke sich gedacht, froh darum, einfach wegzukommen.

Und nun waren es nur noch zwei Tage. Dann würde ihre Au-pair-Familie in den Urlaub fahren. Und vor allem würde dann endlich ihre Freundin Klara mit deren Schwester Rosalie zu Besuch kommen und Leevke hätte einmal fünf Tage am Stück frei. Keine nervigen Kinder. Das ganze Haus nur für sie und die Mädels.

Klara und Leevke hatten sich in Hamburg bei einem Vorbereitungskurs für das Au-pair-Jahr kennengelernt und sich gleich hervorragend verstanden. Die Österreicherin war gar nicht weit entfernt bei einer alleinerziehenden Mutter in Kiel untergekommen. Obwohl Kiel die Hauptstadt Schleswig-Holsteins ist, entspricht es eher einem mittelgroßen Dorf. Und besonders schön ist es auch nicht. Zumindest nicht im Winter. Im Sommer hingegen kann es ganz bezaubernd sein. Dennoch war auch Klara nicht sonderlich begeistert von der Wahl der Agentur. Sie hatte eher von etwas mit Sonnenschein und Romantik geträumt – Rom zum Beispiel.

Als Leevkes Telefon klingelte und Klaras Foto ihr vom Display entgegen strahlte, nahm sie ohne zu zögern ab und rief: »Noch zwei Tage!«

»Noch zwei Tage!«, rief es zurück und die beiden Mädels machten keinen Hehl aus ihrer Freude, indem sie kurz in vergnügtes Gequietsche verfielen.

»Wie läuft's in Büdelsdorf?«, fragte Klara. »Gib mir doch bitte mal ein kurzes Update: Jungs, Gören, Ereignisse?«

Klara, die von ihrer Au-pair-Mutter nur an zwei Tagen in

der Woche ihr Handy ausgehändigt bekam, hatte sich am ersten Tag ihres Aufenthaltes ein bisschen wie eine der berühmt-berüchtigten Importfrauen gefühlt, die unter dem Versprechen, Arbeit und Unterkunft zu erhalten, in miese Absteigen gezwungen werden und ihre persönlichen Unterlagen und – wie in Klaras Fall – Handys abgeben müssen.

Die alleinerziehende Mutter eines dreijährigen Sohnes mit dem wohlklingenden Namen Frank hatte sie gleich am ersten Tag, noch während der Fahrt vom Hamburger Flughafen nach Hause, über ihre Sicht auf das Leben aufgeklärt: Dinge können böse sein. Und sie sind es im Allgemeinen auch. Es sei denn, sie sind Bio, fairgetradet und ausgependelt. Obwohl Klaras Handy einen kleinen, sogar schon angebissenen Apfel als Logo trug, ging es nicht als Bio durch und wurde eingesammelt.

Die eineinhalb Stunden, welche ›die Jutta-Katharina‹ mit ihrem alten Volvo für die neunundachtzig Kilometer von Fuhlsbüttel nach Schönberg, einem ländlichen Stadtteil Kiels, gebraucht hatte, waren angefüllt gewesen mit einer Präsentation des Schreckens. Klara konnte den Ausführungen nicht immer folgen, aber sie erfuhr zumindest, dass es tatsächlich einen kleinen Jungen namens Frank gab, auf den sie im nächsten Jahr aufzupassen hatte. Der kleine Frank litt allerdings gerade an einer Hodenentzündung, weil Impfungen auch böse sind, ganz im Gegensatz zu Mumps, was etwas völlig Natürliches zu sein schien.

Klara erwischte sich kurz bei dem Gedanken, dass die natürliche Selektion hier schon früh ansetzte, um eine weitere Verbreitung dieser wirren Theorien im Keim zu ersticken. Sogleich hoffte sie natürlich, dass der kleine Mann keine bleibenden Schäden zurückbehalten und später fröhlich ein Kind nach dem anderen zeugen würde. Das dürfte, sollten sich seine Hoden wieder erholen, in seinem Umfeld kein Problem sein. Denn die Pille war ebenfalls böse. Deshalb gab es ja auch Frank.

So darbte Klara nun stets fünf Tage in der Woche ohne Handy und ohne feste Nahrung, um sich an ihren zwei freien Wochenendtagen, an denen der kleine Frank bei seinem Vater war, unaufhaltsam im Internet oder am Telefon zu befinden und Fleisch zu essen. Heute brauchte sie also dringend ein Update.

»Die Plagegeister sind fürs Erste unter Kontrolle«, begann Leevke ihre Ausführungen. »Pasci ist im Schrank untergebracht und Lina schläft. Was macht dein Kleiner? Sind die Nüsse wieder rehabilitiert?«

»Ja, alles wieder in Ordnung. Ich glaube, der Kleine brauchte einfach mal ein paar Burger und Pommes. Mittwoch hat Jutta uns erwischt, als ich ihn nach dem Kindergarten für einen Burger zu Macces ausgeführt hab. Seitdem redet sie nicht mehr mit mir. Ist gar nicht so übel!«

Leevke lachte.

»Ich kann es kaum erwarten, euch zu sehen! Die Büdelsdorfer Jungs sind … sagen wir mal: gewöhnungsbedürftig. Aber was willst du auch erwarten, wenn die einzige Disco, die etwas taugt, im nächsten Ort ist. Abends trifft man sich hier gern mal an der Tankstelle und der einzige Kerl, der optisch einigermaßen etwas hermacht, fährt dort abends mit seinem Honda CRX vor und dreht die Musik auf. Dafür hätte ich den Fjord echt nicht verlassen müssen. Wenn es hier kein Sonnenstudio gäbe, sähe ich überhaupt kein Licht.«

»Halte durch, kleine Prinzessin, noch zwei Tage! Oh, die Pampelmuse kommt, ich muss Schluss machen. Bis übermorgen!«

Klara legte auf, doch Leevke konnte noch die herrischen

Worte von Jutta hören, die zu einem Vortrag über die Nachteile von Handystrahlung ansetzte.

›Führt aber wenigstens nicht zu Hodenentzündung‹, dachte Leevke und stand auf.

Noch zwei Tage.

»Leevke scheint auch nicht gerade das Musterbeispiel eines erfolgreichen Mädchens zu sein, oder?«, meinte Pater Martin.

»Nun«, antwortete Dr. Baumann, »ich denke, dass genau wie bei Paul auch bei Leevke viele Menschen etwas entdecken könnten, was sie selbst kennen: die Sehnsucht, alles hinter sich zu lassen, wenn ein Traum, eine Beziehung oder ein Wunsch nicht die Erfüllung bereithält, die man sich gewünscht hatte. Oder dass Neues erst einmal nicht so glamourös ist, wie man es sich vorher dachte. Aber auch in einer solchen Situation kann es Glück geben. Großes Glück: eine neue Freundschaft, neue Erfahrungen, vielleicht sogar Liebe, eine neue, andere Zukunft. Sehen Sie, da betrachte ich das Ganze wieder aus der Sicht des Therapeuten – ergebnisoffen.«

Pater Martin runzelte die Stirn.

»Aber es heißt doch, Gott unterziehe uns nun mal Prüfungen. Er will, dass wir durchhalten und auch fest im Glauben bleiben, wenn es mal nicht läuft oder sogar Unglücke geschehen.«

»Warum sollte Er das denn tun?«, erwiderte Dr. Baumann. »Um uns zuzugucken, wie wir uns verirren und dann in einer Sackgasse enden? Dann wäre Er ja sadistisch veranlagt. Das will ich nicht glauben.« Er nahm noch einen Schluck Bier.

»Müssen Sie auch nicht, denn es geht wohl eher nach der Losung: Per aspera ad astra – über raue Pfade gelangt man zu den Sternen. Man könnte meinen, Gott liebe den Menschen so sehr, dass Er ihn Umwege gehen und an Widerständen wachsen lässt. Er schaut nicht mit Freude zu, wenn wir uns irren oder leiden, ganz im Gegenteil. Aber Er glaubt an uns und lässt uns die Möglichkeit, selbst zu wachsen. Und natürlich freut Er sich, wenn wir lernen und stärker werden;

Leben heißt schließlich Entwicklung. Apropos, eigentlich würde ich gerne wissen, wie es mit Paul weiterging«, sagte Pater Martin.

»Nun, Paul lag ja noch immer im Krankenhaus und wartete auf seine Simone, die ihn abholen sollte.«

»Und er hatte noch niemandem gesagt, dass er Stimmen hört?«

»Eine Stimme! Er hört nur eine Stimme. Aber Sie haben recht, schauen wir mal, wie es mit Paul weitergeht.«

Herr Krause machte sich derweil große Sorgen. Sie wollte dringend hören, ob man Paul helfen könne.

WAS HAT ER DENN?

»Paul!«, erscholl es nach gefühlt wenigen Sekunden, in denen Paul tatsächlich endlich eingenickt war, durch die nur langsam verschwindende Traumwolke.

»Du bist doch völlig bescheuert! Zieh dich an, wir fahren nach Hause!«

Jetzt fielen Paul die Ereignisse des letzten Abends wieder ein und er wünschte sich nichts sehnlicher, als noch ein bisschen länger im Krankenhaus bleiben zu dürfen.

»Hallo Schatz! Ich kann mich an nichts erinnern«, versuchte er die Situation gewohnt solide vorbereitet zu retten.

»Das hättest du wohl gern«, erwiderte seine ehemalige Traumfrau. »Und da wunderst du dich, dass ich dich nicht heiraten will? Kaum hast du was getrunken, versuchst du, Sex mit einem dicken Polizisten zu haben.«

»Ich dachte, er wäre eine Frau«, merkte Paul an und bereute es im selben Moment.

»Ach so. Das erklärt natürlich alles. Du mieses Schwein!«, schrie Simone ihn an und ergänzte: »Du kommst jetzt nach Hause, schläfst dich aus und dann verlässt du meine Wohnung für immer.«

Und Paul tat, wie man ihm sagte.

»Hallooo?!« – mehrere Stunden Schlaf, einige ebenso zaghafte wie erfolglose Annäherungsversuche in Richtung Simone und einen gepackten Koffer später stand Paul auf der Schwelle der Wohnung seines besten Freundes Klaas und rief nach mehrmaligem erfolglosen Klingeln durch den Briefschlitz. Leider zeigte Klaas sich nicht ganz so kooperativ wie beim letzten Hilfeersuchen und war nicht zu Hause.

»Scheiße«, entfuhr es Paul.

»Du bist es«, dröhnte die Stimme in seinem Kopf.

›Ich sollte zukünftig wirklich weniger trinken‹, dachte Paul. Schlagartig wurde ihm nämlich klar, dass dieses Mal vermutlich ein größerer Schaden obenrum entstanden war als bisher angenommen. Mit der Zeit des Wartens steigerte sich seine Sorge vor irreversiblen Hirnschäden.

Paul war Hypochonder. Und zwar seit frühester Jugend. Und darin war er tatsächlich ziemlich gut. Zahlreiche Male hatte er sich ›unheilbare Krankheiten‹ eingefangen und schon mehrfach wegen eines beginnenden Schnupfens seinen Hausarzt aufgesucht. Nur um Schlimmeres auszuschließen. Man sollte ja immer auf Nummer sicher gehen.

So beschloss Paul, statt weiter wertvolle Zeit zu verschwenden, sich nun lieber zum Psychiater zu begeben, der im Nebenhaus tätig war und über dessen Patienten er und Klaas immer gewitzelt hatten, wann immer sie an seinem Praxisschild vorbeigelaufen waren.

Die Koffer ließ er im Hausflur stehen und machte sich auf den Weg.

Im Nachbarhaus angekommen, stutzte er kurz.

Was, wenn er völlig normal und nur ein bisschen gestresst war? Vielleicht war ja alles halb so wild und er hatte zuvor einfach nur noch nie so viel getrunken. Vielleicht hatten alle engagierten Trinker diese Erfahrung bereits gemacht und es war im Gegenteil eine besondere Auszeichnung, dass er bislang verschont geblieben war. Weil er so maßvoll und selten getrunken hatte.

»Nein«, Paul schüttelte den Kopf und ermahnte sich selbst: »Das kann es nun wirklich nicht sein.«

Er fasste sich ein Herz und betrat die Praxis.

»Guten Tag, mein Name ist Paul Möhrenmann und ich habe keinen Termin.«

»Privatversichert?«, fragte die freundliche Anmeldekraft strahlend.

»Nein, AOK«, antwortete Paul ebenso strahlend.

»Na, da haben Sie hoffentlich viel Zeit mitgebracht«, erwiderte die gar nicht mehr so freundliche Anmeldekraft und fügte hinzu: »Isses denn dringend?«

»Das weiß ich nicht, deshalb bin ich ja hier«, gab Paul wahrheitsgemäß mit gesenkter Stimme zurück und deutete auf seinen Kopf.

Die Anmeldedame kniff die Augen zusammen und fragte ein bisschen zu laut: »Kopfschmerzen?«

»Auch, aber das ist es nicht«, gab Paul zurück und ließ seinen Daumen und die restlichen Finger zu einem Mund geformt auf- und zuklappen, um eine Sprechbewegung nachzuahmen.

»Kein Gefühl in den Fingern?«, versuchte es die Dame erneut.

»Doch, alles da. Aber ich …« – er deutete auf seine Ohren.

»Für Ohren sind wir aber nicht zuständig.«

»Ich höre da so … Dinge.«

»Ich höre auch Dinge«, sagte die Anmeldekraft und stutzte dann kurz. »Ach … Sie hören Stimmen?!«

Die Patienten im halboffenen Wartebereich zuckten zusammen. Eine junge Mutter rief ihr Kind zu sich. Ängstliche Unruhe machte sich breit.

»Eigentlich nur eine. Ist ja vielleicht weniger schlimm«, flüsterte Paul.

»Was sagt sie denn?«, wisperte die deutlich zu neugierige Arzthelferin zurück, nun wieder viel zugewandter. Sie kniff die Augen zusammen und wurde etwas rot. »Wat Versautes?« Deutlich lauter fügte sie, sich empört von ihm weg lehnend, hinzu: »Oder sollen Sie jemanden töten?«.

Paul bemerkte, wie sich seine Gesichtsfarbe vom postalkoholischen Blassgelb zu einem Pavianhinternknallpink wandelte und sagte leise: »Ich setze mich dann mal in den Wartebereich.«

Die umsitzenden Wartenden beobachteten ihn unverhohlen furchterfüllt. Da nun eh alles verloren schien, beschloss Paul, sich die Wartezeit mit verdrehten Augen und leichtem Gebrabbel zu verkürzen. Eine Technik, die er beim Warten auf Ämtern bereits zur Perfektion betrieben hatte.

Es funktionierte. Wie immer. Man blickte ihn von allen Seiten mit großen Augen an und die angespannte Stille wurde lediglich unterbrochen von nervösem Hüsteln und Getuschel. Bereits das zweite gemurmelte ›Nein, nein, nein‹ führte zur Aufforderung der Arzthelferin, doch bitte schon einmal das Behandlungszimmer zu betreten.

Dr. Reingruber schien ein netter Kerl zu sein. Der dicke Arzt mit den kaum vorhandenen, jedoch akkurat gescheitelten Haaren schaute ihn jovial über den Rand seiner Lesebrille an.

»Na, was hat er denn für ein Problem?«

»Wer?«, fragte Paul verwirrt.

»Na, er! Da isser extra unangemeldet in die Sprechstunde gekommen und nun weiß er nicht, was er will.«

Paul war perplex, setzte jedoch an: »Ich höre eine Stimme. Seit gestern Morgen.«

»Und? Watt sachtse?«, erkundigte sich der Psychiater.

»Du bist es«, antwortete Paul wahrheitsgemäß.

»Er ist es? Na, Halleluja! Watt isser denn?« Dr. Reingruber schaute ihn fragend an.

»Das würde ich gerne von Ihnen erfahren.«

»Ja, hat er denn nicht gefragt?«

»Doch, ich hab sie sogar angebrüllt.«

»Vielleicht probiert er es einmal mit Sanftmut und kommt mit ihr ins Gespräch.«

»Sie meinen, ich soll mich ganz normal mit ihr unterhalten?«

»Wenn er herausfinden möchte, was er sein soll, schon.« Erst jetzt schaute der Arzt besorgt. »Hat er denn vorher schon mal Stimmen gehört, die unverständliches Zeug sagen?«, begann er vorsichtig ein Anamnesegespräch.

»Ja, aber dann stand meistens meine Freundin vor mir«, antwortete Paul, erneut absolut wahrheitsgemäß.

Dr. Reingruber lachte los und klopfte ihm freundschaftlich auf die Schulter. »Zumindest den Humor hat er nicht verloren.« Er setzte die Fragerei fort: »Hat er denn irgendwas Besonderes erlebt in den letzten Tagen?«

»Was Besonderes? Nun, es könnte sein, dass meine Exfreundin meinen Heiratsantrag abgelehnt und mich anschließend rausgeworfen hat. Möglicherweise habe ich mich dann ein wenig betrunken, vielleicht sogar ein paar Tüten geraucht und bin dann irgendwie gestern Morgen in einem Krankenhaus aufgewacht.«

Nun trat für einen kurzen Moment Stille im Raum ein. Paul bemerkte, dass er ein wenig zu stolz schaute und bemühte sich, ein betroffenes Gesicht aufzusetzen.

»Passiert ihm so etwas denn öfter?«, fragte der nun doch eher bestürzt dreinblickende Arzt.

»Nicht in den letzten zweiunddreißig Jahren«, erwiderte Paul und fügte hinzu: »Was die Zukunft betrifft, kann ich mich da nur schwer äußern, die Trennung liegt ja erst kurz zurück.«

Dr. Reingruber setzte einen ernsten Blick auf.

»Ich empfehle Folgendes: In den nächsten Tagen sollte er Alkoholvergiftungen, Drogen und Krankenhausaufenthalte vermeiden. Wir warten jetzt erst einmal ab. Wenn die Stimme wiederkommt, soll er sie fragen, was sie will. Wenn er die Beschwerden in zwei Wochen noch immer hat, dann kommt er wieder. Er sollte wissen, dass viele Menschen Stimmen hören. Die meisten sind nett, einige böse. Aber normal ist das nicht. Ich vermute, er hat einfach nur überreagiert, weil sein Körper mit dem Stress nicht klarkommt. Oder es ist eine Schizophrenie. Es könnte aber auch ein Tumor sein.«

»Danke. Das beruhigt mich sehr«, erwiderte Paul absolut nicht wahrheitsgemäß und verließ unsicherer als zuvor die Praxis. Aus dem Augenwinkel sah er, wie sich die Gesichter der im Wartebereich sitzenden Patienten deutlich entspannten.

Hunger breitete sich aus.

Nach einer doppelten Portion Currywurst Spezial und zwei großen Cola fiel Paul ein, dass er sein Handy in der Praxis pflichtbewusst ausgeschaltet hatte. Als er es wieder anstellte, piepste es wiederholt und penetrant. Fünfzehn verpasste Anrufe. Klaas hatte sich wirklich Mühe gegeben, ihn zu erreichen.

Dieser hatte, nachdem er Pauls Koffer verlassen vor seiner Tür gefunden hatte, zunächst besorgt angenommen, dass Paul nun bei ihm einziehen wolle. Nach den ersten fünf unbeantworteten Anrufen hatte er erwogen, dass es sich um sein Erbe handle. Nach zehn Anrufen hatte er begonnen, sich ernsthaft Sorgen zu machen. Als sein Telefon nun endlich klingelte und das Display seinen Freund Paul als Anrufer ankündigte, ging er erleichtert ans Handy.

»Alter«, eröffnete dieser das Gespräch, »ich komm zu dir. Alles Mist. Ich höre Stimmen, Simone hat mich rausgeworfen und in zwei Wochen habe ich vielleicht einen Tumor«, fasste Paul die Informationen der letzten Stunden präzise zusammen.

»Alles klar, ich stelle schnell ein paar Bier auf den Balkon.«

Klaas schätzte die Situation sofort korrekt ein und zauberte Paul damit ein Lächeln ins Gesicht.

»Jetzt wird endlich wieder alles normal«, murmelte Paul und machte sich auf den Weg zu Klaas' Wohnung. Ein paar Bier, ein guter Schnack – und alles kommt wieder ins Lot.

Zehn Minuten später saß er mit Klaas auf dem Sofa.

»Humor statt Tumor«, sagte Paul, stieß mit seinem besten Freund an und nahm einen großen Schluck Bier.

»Also seien wir mal ehrlich, Ihr Kollege findet ebenfalls eher, dass dieser Paul schwer einen mitlaufen hat wegen seiner Eskapaden, und sein erster Gedanke war auch nicht gerade, dass Paul ein wahrlich gesegneter Mensch ist«, meinte Pater Martin.

»Nun, ich denke, dass auch bei einigen Bibelfiguren der eine oder andere zunächst eine, ich nenne es mal differenzierte Meinung über diese Person namens Jesus hatte. Ich meine, stellen Sie sich doch mal vor, wenn Ihr Sohn plötzlich zu Ihnen käme und berichtete, dass er nun ›den Messias‹ getroffen und beschlossen habe, ihm zu folgen. Das wird auch vor zweitausend Jahren nicht so viel anders gewesen sein. Ich bin mir ziemlich sicher, dass zum Beispiel Petrus' Vater nicht sonderlich begeistert war, als sein Sohn nicht weiter die Familienfischerei betreiben wollte, sondern stattdessen irgendeinem langhaarigen Typen in Kleidern und Sandalen nachgelaufen ist, um dessen revolutionäre Ideen zu verbreiten. Wahrscheinlich hätten Sie ihn für einen schwulen Kommunisten gehalten, der sich einer Kommune anschließt. Ich wette, da hatten auch damals einige Beobachter ganz andere Vorstellungen, wie das Leben in dieser Gruppe so läuft. Und aus unserer Warte, nach dem erfolgreichen Ende der Geschichte, sehen zumindest die Katholiken Petrus als den wichtigsten Jünger an und der Papst betrachtet sich als seinen Nachfolger. Hätte sein Vater das vorher gewusst, hätte er die Entscheidung seines Sohnes wohl lockerer aufgenommen«, gab Dr. Baumann zu bedenken.

»Aber das waren ja wirklich die Nachfolger Jesu!«, widersprach Pater Martin.

»Das wissen Sie jetzt. Aber die zwölf Jungs mussten einfach glauben. Und die hat Jesus anscheinend überzeugt«, antwortete Dr. Baumann.

»Vermutlich haben Sie recht. Wer heute mit Gott spricht, also nicht nur im stillen Gebet, sondern wirklich kommuniziert, der wird wahrscheinlich eher rasch in eine Nervenklinik gebracht. Und mit Sicherheit hätte es Jesus selbst heute auch schwerer. Die Menschen sind nicht mehr so leicht zu überzeugen«, sagte Pater Martin nickend.

»Oh, da haben Sie recht. Egal, worum es geht, Sie werden heute innerhalb von Sekunden stets auch die gegenteilige Meinung im Internet sehr glaubwürdig dargestellt finden«, pflichtete ihm Dr. Baumann bei.

»Wie hat Paul denn eigentlich erfahren, dass es Gottes Stimme ist, die er hört? Letztendlich hätte ich wahrscheinlich fürchterliche Angst, dass es ein Tumor ist. Der Arzt hat das ja auch schon angedeutet«, fragte Pater Martin.

»Das war auch wieder eine typische Paul-Begebenheit. Ich lese es Ihnen mal vor«, antwortete Dr. Baumann.

Und so erfuhren Pater Martin und Herr Krause von Pauls Moment der Erleuchtung.

ERLEUCHTUNG

Als Paul erwachte, blieb er mit geschlossenen Augen liegen und lauschte. Es war nichts zu hören.

Nichts.

»Ha!«, rief Paul erfreut. Sollte der Spuk ein Ende haben?

Klaas war bereits früh zu seiner Schicht als Teamleiter im Inbound eines großen Callcenters aufgebrochen und würde erst spät heimkommen. Paul öffnete die Augen und streckte sich. Er blickte aus dem Fenster, genoss eine erste Zigarette und den obligatorischen Kaffee, um sich, wie er es nannte, in den ›Lebensbereitschaftsmodus‹ zu versetzen.

Er ließ den Tag einfach mal auf sich zukommen.

Mit Bedauern fiel ihm auf, dass bereits der vierte Tag seines dreiwöchigen Urlaubs angebrochen war, für den er sich vorgenommen hatte, die gemeinsame Wohnung zu renovieren. Doch bevor ihm die Traurigkeit zu sehr zusetzen konnte, zuckte er mit den Schultern und nahm sich ein Bier aus dem Kühlschrank.

Wagners ›Walkürenritt‹ schallte durch den Raum. Ein toller Klingelton, den seine Simone – als sie noch ›seine Simone‹ war – extra für diesen Anlass auf seinem Handy eingerichtet hatte.

»Hallo Mama«, sprach er in sein Handy.

»Was machst denn du schon wieder?«, eröffnete seine Mutter gewohnt schnörkellos die Unterhaltung.

»Wieso? Was mache ich denn?«, antwortete Paul ebenso geübt unschuldig.

»Ja, nix Normales auf jeden Fall. Inge, die Tochter von Brigitte, mit der ich im Englischkurs sitze, ist doch die Sprechstundenhilfe von Dr. Reingruber. Die hat ihrer Mutter erzählt, dass du Stimmen hörst. Und zuhause bist du auch rausgeflogen.«

»Eine Stimme«, versuchte Paul die Wogen zu glätten. »Ich höre *eine* Stimme.«

»Ach. Und das ist dann wohl in Ordnung? Brigitte sagt, dass das eine Schizonie sein kann. Oder ein Tumor.«

»Was wäre dir denn lieber, Mama?«, hörte Paul sich fragen.

»Junge! Sieh zu, dass du das wieder in Ordnung bringst, das liegt alles an deinem unsteten Lebenswandel. Dein Vater ist auch schon ganz krank vor Sorge! Denk doch auch mal an uns, bevor du immer so einen Blödsinn anfängst.«

»Mama, ich muss auflegen, ich hab ein anderes Gespräch«, begann Paul, den die Mutter sofort wieder unterbrach.

»Ich hab's aber gar nicht anklopfen hören. Du willst mich nur wieder abwimmeln«, setzte sie nach.

»Kannst du auch nicht. Es ist ... du weißt schon ... die Stimme in meinem Kopf. Herr Dr. Reingruber hat gesagt, ich soll freundlich zu ihr sein und rausfinden, was sie will.«

»Ach? Aber lass dich nicht auf irgendeinen Blödsinn ein. Und grüß schön«, beendete seine Mutter das Gespräch.

»Hat sie das jetzt echt gesagt?«, murmelte Paul und musste schmunzeln.

»Du bist es«, dröhnte die Stimme wie aufs Stichwort in seinem Kopf.

Paul kniff die Augen zusammen.

»Schönen Gruß von meiner Mutter«, antwortete er sarkastisch und verzog das Gesicht zu einem Grinsen.

»Danke«, gab die Stimme zurück.

Paul fiel vor Schreck fast das Bier aus der Hand.

»Scheiße, du sprichst«, murmelte er.

»Deswegen warst du doch schon beim Arzt – und jetzt tust du so erstaunt?«, dröhnte es zurück.

»Aber sonst hast du immer nur gesagt:« – Paul verzog das

Gesicht wie ein Zombie und setzte eine tiefe Stimme auf – »Du bist es!«

»Schön. Also hast du wenigstens zugehört«, sprach die Stimme in seinem Kopf. »Dann mal los!«

»Dann mal los … was?«, fragte Paul und erinnerte sich an die Worte der Arzthelferin in der Praxis. »Soll ich jemanden umbringen? Mache ich nicht. Oder ist es etwas Versautes? Da würde ich drüber nachdenken, bräuchte aber vorab mehr Details.«

»Ich verstehe«, dröhnte es zurück. »Du erinnerst dich nicht mehr an unsere Abmachung. Um deine Erinnerung etwas aufzufrischen: Du lagst vor der Kirche und hast gebrüllt: ›Von wegen Liebe in die Welt bringen! Wo bist du denn, wenn man dich braucht?‹, und später hast du dich nackt ausgezogen.«

»Das war in der Tat nicht gerade der Höhepunkt meiner Woche«, musste Paul eingestehen.

Paul zündete sich eine Zigarette an und schlagartig lichtete sich der Nebel und er erinnerte sich an die Ereignisse des besagten Abends …

Die beiden Jungs hatten sich an der Tankstelle getroffen und den Abend mit einem Sixpack eröffnet, das Klaas in weiser Voraussicht bereits in der Hand hatte, als er Paul begrüßte.

»Alles Scheiße?«, hatte er mit mitleidigem Gesichtsausdruck gefragt.

»Alles Scheiße!«, hatte Paul seinerseits geantwortet und das Dosenbier genommen, das Klaas ihm bereits geöffnet entgegenstreckte.

Dann tranken sie. Als das Sixpack geleert, aber die Probleme noch nicht kleiner geworden waren, losten sie aus, wer eine Flasche Wodka kaufen sollte. Die Wahl fiel wieder auf Klaas.

»Na denn, Prost«, war der zweite Satz, den Paul an diesem Abend sprach.

Wortlos saßen sie auf der Motorhaube von Klaas' Ford und leerten die Flasche.

»Wird's besser?«, fragte Klaas nach etwa zwanzig Minuten.

»Nö«, gab Paul weitere zehn Minuten später zurück.

Mit den Worten: »Ich hätte da noch was vorbereitet« packte Klaas zwei sauber gebastelte Joints aus.

Den ersten genehmigten sich die zwei schweigend.

Aufkeimende Lust auf Nahrung bekämpfte Paul mit einer Flasche Sekt, die das einzige alkoholische Getränk darstellte, für das sich noch ausreichend Geld in Klaas' Autoablage befand.

Nach zwei Stunden eröffnete Klaas erneut ein Gespräch: »Alter, ich muss los. Die zweite Tüte lass ich dir da. Wenn du willst, kannst du erst mal auf meinem Sofa pennen.«

Er drückte Paul und schwang sich hinters Steuer.

»Tschö. Ohren steif!«

Paul nahm die Tüte, steckte sie ein und sah Klaas dabei zu, wie dieser mit erheblichen Problemen den Ford in Gang setzte und schlingernd über die Landstraße nach Hause fuhr.

Danach beschloss Paul, dass deutlich zu wenig Musik in der Welt war und begann, ein Medley aus drei Jahren Ballermann- und Schlagerhitparaden zum Besten zu geben.

Bevor die Tankstelle schloss, tauschte er den angesammelten Pfandwert gegen eine Dose Red Bull und schlug ebenfalls den Weg über die Landstraße ein.

Kurz vor Büdelsdorf übersah der singende Paul am Straßenrand fast die Nikolaskirche. Die Uhr schlug Mitternacht und Paul hielt es für eine gute Idee, sich zu beschweren. Im Beschwerdemanagementkurs eines Kundencenters hatte er gelernt, dass es nicht sinnvoll war, sein Leid der ersten oder zweiten Instanz zu klagen. Wer wirklich etwas erreichen wollte, musste zum *Third-Level-Support* durchgestellt werden. Er kletterte also über das hölzerne Tor auf den Kirchenvorplatz und schmiss die zerknüllte Red-Bull-Dose auf den Boden.

»So, Gott. Da sind wir also. Nur wir zwei. Jetzt mal im Ernst: Findest du das witzig?«

Die Stille im Schatten der Kirche wirkte erdrückend. Paul beschloss, sie mit seiner Interpretation von ›Finger im Po, Mexiko‹ zu vertreiben. Unter zunehmendem Alkoholeinfluss wich das zuletzt noch erkennbare Liedgut einem gegrölten »Lalalala«.

Paul steckte sich den zweiten Joint an und wollte sich eigentlich gerade zurück auf den Heimweg machen, als er es sich anders überlegte und erneut zu einer Diskussion ansetzte: »Weißt du, ich bin ehrlich gesagt ein bisschen enttäuscht. Ein kleines bisschen. Nein. Eigentlich sehr. Mama hat immer gesagt, du hättest den kleinen Jesus geschickt, damit er Liebe in die Welt bringt. Und Frieden. Und was ist nun mit Liebe? Nix. Frieden? Könnte schon was mehr sein! Ganz mieses Kundenmanagement. Ganz, ganz mies. Hätteste mal nen Profi rangelassen. Aber nein – der feine Herr kann ja alles alleine. Mal echt jetzt! Guck doch mal, was dabei rumgekommen ist. Im ›Heiligen Land‹ schlagen sich die Jungs die Köppe ein und meine Simone ist auch weg. Das ist ein ganz schlechtes Quartalsergebnis, mein Lieber. Ganz schlecht.«

Stille.

Paul beschloss gerade, sich in Richtung von Klaas' Couch zu begeben, als urplötzlich ein brausender Sturm aufzog und es aus den Wolken dröhnte: »Und was sollte ich deiner Meinung nach nun tun, Paul?«

Paul guckte erstaunt, setzte aber sofort einen trotzigen Blick auf und hob zu einer Antwort an.

»Und? Du dröhnst hier rum und glaubst, das würde mich überraschen? Hallooo? Ich hab gesoffen und ne fette Tüte drin. Da gehört das dazu!«

»Na gut, mein Lieber«, dröhnte die Stimmer weiter. »Warten wir mal ab, bis dein Kopf wieder klar ist, und dann schauen wir, ob du es besser kannst. Ich werde dich berufen. Schließlich hatte ich schon lange keinen Vertreter mehr auf der Erde. Und du siehst ja, wohin das führt. Alleine bekommt ihr das anscheinend nicht hin.«

»Tja, aber da kommst du leider zu spät. Ich kenne sowohl meinen Vater als auch den Golf, auf dessen Rückbank ich gezeugt wurde. Ist also nix mit Jungfrau und so.«

»Mein kleiner, dummer Paul. Josef war ein verantwortungsbewusster und liebevoller Kerl, der die schwangere Maria aufgenommen hatte, obwohl sie nicht jungfräulich war. Du kennst solche Geschichten doch. So seid ihr Menschen: Scheunenfest, Hormone, große Liebe, Schwangerschaft. Ihre Eltern haben sie verstoßen, aber dieser Josef… toller Kerl! Er liebte sie so sehr, dass es ihm egal war. DAS war die Geschichte. Liebe, die verzeiht, Liebe, die Grenzen überschreitet und für andere da ist.«

»Aha? Kannst du auch aus meiner Geschichte etwas machen?«, fragte Paul, nun doch beeindruckt.

»Nein. Aber du kannst aus deiner Geschichte etwas machen. Du willst einen meiner Vertreter auf Erden, der Liebe und Frieden in die Welt bringt? Bitte sehr: Du bist es.«

»Und jetzt?«, fragte Paul, nun doch irgendwie verstört ob der neuen Aufgaben.

»Jetzt?«, fügte die Stimme hinzu. »Jetzt wirken Alkohol und THC. Viel Spaß!«

Die Erinnerung ab diesem Moment wurde ausgesprochen schwammig. Irgendwie war plötzlich überall flackerndes blaues Licht. Eine dralle Blonde in Polizeiuniform kam auch vor. Und obwohl sie von dem anderen Polizisten immer als ›Mathias‹, angesprochen wurde, fiel Paul nicht auf diesen Trick rein.

›Die scharfe Maus will es doch auch‹, dachte er sich und bot ihr den Joint an. Danach fehlte jede Erinnerung.

»Na, alles wieder da?«, dröhnte die Stimme in seinem Kopf.

Paul schreckte hoch und fand sich in Klaas' Wohnzimmer wieder, die Kippe fast runtergebrannt.

»Krass, hab ich jetzt Superkräfte?«, fragte Paul, nun doch angetan von den neuen Erkenntnissen.

Er hob die Hand, spannte jeden Muskel der ausgestreckten Finger und visierte die Bierflasche an, die auf dem Küchentisch stand.

»Was genau machst du da?«, dröhnte die Stimme.

»Ich versuche, die Bierflasche zu mir zu bewegen«, erklärte Paul.

Die Stimme klang nun leicht genervt. »Du bist kein Jedi-Ritter.«

»Ah«, antwortete Paul und wirkte unentschlossen. »Und Lottozahlen voraussagen, Menschen heilen oder Wasser zu Wein …«

»Nein, nein und nein«, gab die Stimme zurück.

»Wasser zu Bier?«, versuchte Paul es zaghaft noch ein letztes Mal.

»Und nun«, dröhnte es markerschütternd durch die Wohnung, während draußen Wind aufzog und Blätter umherwirbelten, »mach dich bereit! Du wolltest die Kraft und die Aufgabe, Liebe und Frieden auf die Erde zu bringen. Du wolltest eine Person, die sich für Harmonie und Glückseligkeit einsetzt. DU BIST ES!«

Das war zu viel für Paul, der sich auf das Sofa fallen ließ und sofort tief einschlief.

»Ah, jetzt wird es also interessant«, sagte Pater Martin.

»Aber Paul hat ja absolut recht. So richtig erfolgreich scheint Gott manchmal wirklich nicht«, gab Dr. Baumann zu bedenken.

»Naja, früher hätte ich Ihnen geantwortet, dass es nicht Gottes Aufgabe ist, uns ein kuscheliges Bett zu schaffen. Wenn alles immer perfekt wäre, dann wäre das Leben ja doch sehr fad. Stellen Sie sich das mal vor! Ich bin immer davon ausgegangen, dass es die Amplituden sind, die das Leben spürbar werden lassen.«

Dr. Baumann grübelte.

»Die Relation von Leid und Freude. Aber das birgt natürlich auch den Quell des Zweifels. Auf den höchsten Punkten fühlt sich alles so perfekt an, dass wir meinen, Gott nicht zu brauchen, in der Tiefe der Verzweiflung fragen wir uns, wo Er denn nun ist, um uns dort herauszuholen. Warum also glauben, wenn wir die Abfolge der Dinge anscheinend nicht beeinflussen können?«

»Weil es Trost spenden kann und uns auch hilft, die Distanz zu wahren. Wenn wir erkennen, dass wir nicht viel tun können, nimmt das auch eine Menge Verantwortung von den Menschen. Am Ende stehen wir doch alle nur da und staunen, was die Welt so mit uns macht. Das bedeutet aber auch, anzunehmen, dass wir die großen Höhen nicht nur uns selbst zu verdanken haben, sondern auch einer glücklichen – einer göttlichen – Fügung«, antwortete Pater Martin.

»Oder dem Zufall«, merkte Dr. Baumann an.

»Da bin ich mir nicht sicher. Die Momente, in denen ich zuversichtlich war, dass Gott bei mir ist, wenn es hart auf hart kommt, waren eigentlich tatsächlich immer die nicht so gravierenden Tiefen, obwohl ich schlimme Dinge gesehen habe. Es hat mir geholfen, zu akzeptieren, und es half mir, besser zurechtzukommen.«

»Aber ist es nicht egal, ob wir an eine glückliche Fügung oder Gott glauben?«, fragte Dr. Baumann.

Pater Martin dachte nach.

»Also ich meine, es gibt schon einen Unterschied. Wenn ich davon ausgehe, dass es logischerweise Gutes und Schlechtes in einer Verteilung von fünfzig zu fünfzig geben müsste, ich aber eher siebzig zu dreißig erlebe, dann könnte ich, wenn ich wollte, annehmen, dass diese zwanzig Prozent quasi das Wirken Gottes sichtbar machen. Außerdem ist die ›glückliche Fügung‹ so unpersönlich. Gott ist als Konstrukt eine Person. Das bietet auch die Möglichkeit der Auseinandersetzung. Fügungen oder das Schicksal fühlen nicht.«

Das wollte Dr. Baumann so nicht stehen lassen.

»Oder Sie haben einfach Glück. Und eine glückliche Fügung oder der Zufall sorgen dafür, dass Ihr Pendel in diesem Moment nun mal in die von Ihnen gewünschte Richtung ausschlägt. Verstehen Sie? Am Ende sind die Dinge doch das, als was wir sie betrachten. Und wenn Sie einer glücklichen Fügung den Namen ›Gott‹ geben, dann ist es für Sie eben eine himmlische Erfahrung. Für jeden anderen ist es einfach Glück.

Denken Sie an Kant. Haben Sie die ›Kritik der reinen Vernunft‹ gelesen? Kant unterscheidet dort zwischen dem sinnlich Wahrgenommenen und dem mit dem Verstand Erfassten. Das eine ist eine Anschauung, das andere ein Begriff. Bisher war ›Gott‹ für mich nur ein Begriff wie ›Dunstabzugshaube‹. Ich besitze keine und ich habe auch keine Ahnung davon. Vielleicht profitierte ich ab und zu davon, dass die Dunstabzugshaube eines anderen funktionierte, zum Beispiel, weil ich bei jemandem eingeladen war, der eine hatte, und die Wohnküche deshalb nicht nach Bratfett roch. Aber am Ende hatte ich nichts damit zu tun und verstehe – wenn ich ehrlich bin – weder, wie so ein Ding funktioniert, noch, wieso ich es brauchen könnte.

Sie hingegen haben den Begriff ›Gott‹ stets mit Attributen ausgestattet wahrgenommen. Das bedingt interessanterweise zwei Dinge: Erstens haben Sie die Wahrhaftigkeit der Existenz nie hinterfragt, weil Sie ja immer, wenn Sie eine gefühlt bestätigende Erfahrung gemacht haben, in dieser Erfahrung eine göttliche Einmischung gesehen haben. Und zweitens, dass Sie Ansprüche an diesen ›Gott‹ haben. Das ist klar. Hätte ich eine Dunstabzugshaube, würde ich ja auch erwarten, dass sie funktioniert und für mich da ist, wenn ich beispielsweise Lachs brate. Solange ich aber gar nicht weiß, dass es so etwas gibt, sehne ich mich weder danach noch bin ich enttäuscht, dass es Gerüche in meiner Küche gibt. Kant schreibt, glaube ich, dass die Dinge zunächst nur ein ›X im Raum‹ sind, bevor wir sie entweder begrifflich oder sinnlich wahrnehmen. Also sind Sie, systemisch betrachtet, der Teil des Systems, der den Dingen, Menschen und Erlebnissen Bedeutungen zuordnet und sie damit auf- oder abwertet. Hat Gott also Sie nach Seinem Ebenbild geschaffen? Oder Sie Ihn nach Ihrem? Ausgestattet mit Ihren Wert- und Moralvorstellungen?

Das ist übrigens ein interessanter Punkt in Pauls Bericht. Gott ist ihm nicht bekannt, es gibt keine Role-Models oder Vorbilder. Er hat keine Berührungsängste, auch keine Erwartungen. Und er kann mit dem Gottesbegriff eigentlich nichts anfangen. Und dann sagt dieser ›Gott‹ zu ihm, nur er könne was aus seiner Geschichte machen. Ganz schön große Aufgabe für einen eher gemütlichen und anspruchslosen Typen.«

»Nun ja, ›Gott‹ ist ja eigentlich schon eine gut definierte Geschichte. Die meisten Menschen werden mit dem Begriff etwas anfangen können und ich denke, fast jeder hat eine Vorstellung von Ihm«, erwiderte Pater Martin.

»Na, freilich hatte auch ich eine Vorstellung vom Konstrukt ›Gott‹, ohne zu glauben«, gab Dr. Baumann zu. »Wissen Sie, was mich daher ehrlich beeindruckt hat? Die Geschichte von Maria und Josef. Ich meine, ich höre dauernd, dass die Sache mit der jungfräulichen Geburt irgendwie ein Dogma unter Ihnen Gläubigen ist. Ab und zu liest man von einem Übersetzungsfehler. Aber den Gedanken, dass die wahre Botschaft vielleicht erst dann sichtbar wird, wenn man erkennt, dass es gar keine jungfräuliche Geburt war, sondern die Angelegenheit ganz anders lief, finde ich faszinierend. Die Idee, dass sich die Geschichte echter, verzeihender Liebe in schwierigen Zeiten verbirgt hinter einem Mädchen, das ungewollt schwanger wurde, und einem älteren Mann, der es aufnimmt, macht das Ganze ziemlich spannend. Und wenn ich das so sagen darf: Es macht es auch glaubwürdiger, zumindest für mich. Und ich finde, es ist auch ein Beweis von Gottes Gefühl für die Menschen. Eine ›unehrenhafte‹ Frau gebärt den Sohn Gottes – interessant! Und da sieht man es wieder: Jeder kann zu jedem Zeitpunkt etwas bewegen, etwas Bewegendes werden oder auf einen besseren Pfad gelangen. Unter diesem Aspekt finde ich die Erzählung, die mich bisher immer gelangweilt hat, tatsächlich schön. Und während Sie Kirchenleute noch um die Auslegung und Bedeutung eines einzigen Wortes streiten, sehe ich eine spannende Geschichte und erkenne einen Gott, an den ich glauben könnte.«

»Ja, darüber wird tatsächlich auch viel an den Universitäten spekuliert und gesprochen. Aber vielleicht ist es das, was Sie vorhin bereits erwähnten: Es gibt verschiedene Wege, zu Gott zu finden, und vielleicht auch verschiedene Ebenen in den Geschichten, die uns erzählt werden. Der eine ist glücklich, wenn er über die Wunder einer jungfräulichen Geburt lesen darf, der andere möchte die Geschichte dahinter sehen. Schade, dass morgen nicht Weihnachten ist. Da hätte ich eine nette kleine Predigt drum herum schreiben können.«

»Wenn Sie Ihre nächste Predigt schreiben, denken Sie an Luther, auch wenn er nicht in Ihrem Team spielt. Er sagte: ›Ihr könnt predigen über was ihr wollt, nur nicht über dreißig Minuten.‹«

Die beiden Männer prosteten sich zu und Dr. Baumann zog ein weiteres Bündel Seiten aus seiner Tasche.

»Ich lese Ihnen mal vor, wie es weitergeht. Nicht, dass wir hier noch zu philosophisch werden.«

Herr Krause, die während diesem Teil des Gesprächs kurz eingenickt war, war begierig zu erfahren, was noch so während ihrer Abwesenheit in Büdelsdorf passiert war.

VORBEREITUNGEN

Als Leevke nach einem harten Arbeitstag den Weg ins Solarium hinter sich gebracht hatte, fand sie dort Ivonne, ihre Tanning-Beraterin, in einem angeregten Gespräch mit der Dame vom Kiosk am Bahnhof.

»Wahnsinn, hier bei uns? In Büdelsdorf?«, fragte die Kioskbetreiberin mit einem erstaunten Gesichtsausdruck, wobei sie trotz ihrer deutlich geröteten Haut blass wirkte.

Leevke konnte schon von Weitem erkennen, dass ihr erstaunter Gesichtsausdruck nicht nur den deutlich zu hoch eintätowierten Augenbrauen geschuldet war, die in Büdelsdorf schon lange die geflügelten Worte ›Du guckst ja wie Kiosk-Regine‹ für einen erstaunt-verwirrten Gesichtsausdruck geprägt hatten. Der Schrecken saß tiefer. Ivonne nickte bedeutungsschwer.

»Was ist denn hier los? Regenwetter im Solarium?«, fragte Leevke und freute sich über ihren gelungenen Scherz.

Doch den beiden Damen war nicht zum Lachen zumute.

»Perverse Sachen«, raunte Ivonne und nickte erneut und diesmal noch bedeutungsschwerer.

Im Anschluss erfuhr Leevke eine unglaubliche Geschichte: Inge, die Schwester von Ivonne, war die Sprechstundenhilfe des ortsansässigen Psychiaters und hatte ihr – natürlich unter dem Credo der allerhöchsten Verschwiegenheit – berichtet, dass es einen schwer gestörten jungen Mann in Büdelsdorf gäbe. Er höre Stimmen, die ihm befählen, perverse Dinge zu tun. Und Leute umzubringen. Einzig die Reihenfolge schien noch ungeklärt.

Die Kioskdame erinnerte sich sogleich an eine Szene, die sie beim Ummelden ihres Autos auf dem Amt erlebt hatte.

Ein junger Mann, offensichtlich auch aus Büdelsdorf, hatte brabbelnd und Grimassen schneidend neben ihr Platz genommen. Das sei ihr so unheimlich gewesen, dass sie die Dame am Empfang informiert hatte, die den merkwürdigen Herrn sofort in ein Zimmer gelotst hatte, um die anderen nicht weiter zu verängstigen.

Nun ergab alles einen Sinn.

Mit Sicherheit trieb ein Verrückter in Büdelsdorf sein Unwesen. Und der war nun bei Dr. Reingruber in Behandlung. Den drei Frauen war klar: In Büdelsdorf war man nicht mehr sicher. Zumal, wenn man bedachte, dass er ›nur‹ beim Reingruber in Behandlung war. Jeder wusste ja schließlich, dass Psychiater alle selbst einen schweren Knacks hatten. Sonst wären sie ja nicht Psychiater geworden.

Trotz der Wärme der Sonnenbank fröstelte es Leevke nach diesem Gespräch. Auf dem Nachhauseweg schaute sie sich mehrfach um und war tatsächlich erfreut, als sie schon von weitem Pascal und Lina durch die geschlossenen Fenster des Hauses ihrer Au-pair-Familie schreien hörte. Sie schmunzelte.

Ein Verrückter in Büdelsdorf? So ein Unfug. Hier wurde schon fleißig am Nachwuchs gearbeitet …

Nach einer Nacht mit kruden Albträumen von Männern, die unvermittelt und Grimassen schneidend aus dem Solarium sprangen, fuhr Leevke früh mit den beiden Kleinen in den Kindergarten.

»Du, der Pascal und die Lina sind zwei ganz besondere Kinder«, hob die Kindergärtnerin des Indira-Gandhi-Kindergartens in Büdelsdorf an, während Leevke innerlich gähnte, »aber fünf Tage nicht bei uns … Das ist so eigentlich nicht vorgesehen.«

Da die Mutter der Kinder vor lauter Stress vergessen hatte, die beiden aus dem Kindergarten abzumelden, bevor es morgen für fünf Tage in den Urlaub ging, sollte Leevke das nun übernehmen.

»Ich denke, dass den beiden die gemeinsame Zeit mit den Eltern auch mal ganz guttut! Und eine Woche Föhr – gesünder geht's doch eigentlich gar nicht«, versuchte Leevke, die argwöhnisch schauende Frau zu überzeugen.

»Weißt du, Leevke, es mag ja aus deiner Sicht so aussehen, als spiele frühkindliche Bildung keine besondere Rolle, aber ich denke nicht, dass der Pascal und die Lina Lust haben, Kindermädchen zu sein, wenn sie mal in deinem Alter sind. Die beiden haben großes Potenzial! Und du glaubst ja gar nicht, wie schädlich es für so empfindsame, wissbegierige Kinder sein kann, aus der Gruppe der Gleichaltrigen und dem Lernfluss gerissen zu werden. Sie verpassen ja nicht nur vier Stunden Englisch und das Computer-Modul, auch die morgendliche Pilates-Übung ist gerade in diesem Alter von unglaublicher Relevanz. Ganz zu schweigen von den täglichen Konfliktlösungskursen. Ich vermute, du bist dir dessen gar nicht bewusst!«

Leevkes Geduldsfaden riss nun doch: »Okay, meine Liebe, mir ist es total Rille, ob die Gören später Nobelpreisträger oder Backpacker in Südostasien werden. Ich mach hier nur meinen Job. Und der ist es, die beiden abzumelden. Für verkackte fünf Tage. Nun kannste dich aufn Kopp stellen und mit den Jutesandalen Kumbaya klopfen … ich kann es doch nicht ändern. Ich kürze ab: Die Kinder sind hiermit für fünf Tage abgemeldet. Tschüss!«

Ihr reichte es. In Deutschland brachte man Au-pair-Mädchen nicht gerade viel Respekt entgegen. Während man in anderen Ländern die jungen Leute schätzte, die neben dem Land auch die Leute kennenlernten und mittels *Work and Travel* oder eben als Au-pair richtig in andere Welten eintauchen wollten, sahen die Deutschen anscheinend nur eines: ›Die Kleene ist Kindermädchen, die kann nix.‹

Wütend stapfte sie zu ihrem Fahrrad und machte sich auf den Weg nach Hause.

Die Fahrt tat Leevke gut. Kurz hinter dem Bahnhof, an der Ecke zwischen Kunsthalle und Tankstelle, stieg ihr der Duft frisch gebackener Leckereien in die Nase und sie beschloss, sich beim Bäcker noch etwas Süßes zu genehmigen.

Dem einladenden Schild ›Probieren Sie unsere leckeren Maulwurfschnitten‹ folgend, betrat sie die Bäckerei, in der gerade eine kräftige, verschwitzte Frau mittleren Alters ein junges Mädchen, augenscheinlich die Auszubildende des Betriebs, beschimpfte: »Und wenn Sie noch einmal die Kaiserbrötchen in das Fach für die Sesambrötchen dekorieren, endet Ihre Ausbildung sofort!«

Die junge Dame zupfte sich nervös an ihrer Schürze und schniefte.

»Na, jetzt weinen Sie auch noch? Sie haben doch was falsch gemacht. Meinen Sie nicht, dass man erwarten könnte, dass Sie wenigstens Schilder lesen können? Sie müssen sie ja nicht mal schreiben. Nur lesen. Aber Sie können offensichtlich gar nichts.«

Leevke war peinlich berührt und wollte gerade intervenieren, als die dicke Frau erneut anhob: »So'n Rumgeheule hier im Laden geht gar nicht.«

Sie bückte sich ächzend, fischte aus einer der unteren Schubladen Handbesen inklusive Eimer und drückte der weinenden Auszubildenden beides unsanft in die Hand.

»Mach dich weg und hinten sauber.«

Anstatt sich Leevke zuzuwenden, begann sie seelenruhig, die Brötchen aus dem einen in das andere Fach zu sortieren, und ließ sich auch nicht aus der Ruhe bringen, als Leevke deutlich »Guten Tag!« sagte.

Mit einem lustlosen Blick wandte sich die grimmige Bäckereifachverkäuferin nun Leevke zu und nuschelte: »Ja?«

Das wollte Leevke so nicht hinnehmen. Sie setzte ihr freundlichstes Lächeln auf und begann das, was ihr ehemaliger Freund und sie bereits in zahlreichen Ländern der Welt gespielt hatten: Sie nannten es ›Fuck the fuckers!‹

»Ich hätte da mal eine Frage«, eröffnete Leevke mit einem freundlichen Lächeln das Spiel.

Die Bäckereifachverkäuferin schien bereits leicht genervt.

»Und die wäre?«

»Ich hatte hier gestern diese ›Maulwurfschnitte‹ gekauft ...«

»Hat nicht geschmeckt?«

»Schon, aber es war kein Maulwurf drin.«

Die Bäckereifachverkäuferin lachte kurz auf.

»In Hundekuchen ist ja auch kein Hund.«

»Sie verkaufen hier Tiernahrung?«

Nun wirkte die Bäckereifachverkäufern ehrlich verunsichert.

»Naja, Hundekuchen ist für Hunde, dementsprechend müsste ja die Maulwurfschnitte für Maulwürfe sein«, klärte Leevke sie nur zu gern auf.

»Wieso sollte man denn Schnitten für Maulwürfe machen?«, fragte die nun absolut irritierte Bäckereifachverkäuferin.

»Na, weil es kalt ist und die Maulwürfe sich in dem gefrorenen Boden dauernd die Nasen blutig kratzen auf der Suche nach Nahrung – um dem vorzubeugen.«

»Nein. Die sind für Menschen.«

»Das ist aber eigentlich schade. Ich nehme an, die Maulwürfe würden sich ganz schön freuen, wenn man ihnen Schnittchen machen würde.«

»Sie können die ja den Maulwürfen anbieten.«

»Meinen Sie, die mögen sowas?«

»Ich vermute, dass die Schokolade nicht vertragen.«

Man merkte der Bäckereifachverkäuferin deutlich an, dass sie hoffte, dieses Gespräch zeitnah beenden zu können.

Doch Leevke lief gerade erst warm.

»Und dann soll ich denen das anbieten? Das wäre ja Tierquälerei! Stellen Sie sich mal vor, so'n kleiner Maulwurf freut sich, dass er sich nicht mehr die Nase blutig schubbern muss, weil ihm ein netter Mensch ein Maulwurfschnittchen anbietet – und dann kotzt der den ganzen Tag oder kriegt Durchfall.«

»Naja, Maulwürfe sind ja nicht so niedlich.«

»Das sagen Sie so leicht. Am Ende denkt der Maulwurf auch, dass Maulwurfschnittchen für Maulwürfe sind und vermutet eine Verschwörung, die ihn vergiften soll. Das könnte zu einem artenübergreifenden Kleinkrieg führen.«

Die Bäckereifachverkäuferin sah sie entsetzt an.

»Sie haben doch irgendwas genommen!«

»Ja, Maulwurfschnittchen. Gestern. Wer weiß, was Sie da rein tun. Maulwurffleisch auf jeden Fall nicht. Das hätte ich geschmeckt.«

»Das glaube ich nicht. Sie wissen gar nicht, wie das schmeckt. Oder waren Sie bei der Bundeswehr?«, versuchte die Bäckereifachverkäuferin noch einmal einigermaßen souverän aus der Situation herauszukommen.

Für Leevke lief es besser als erwartet. Sie setzte ihren unschuldigsten Blick auf.

»Soldaten essen Maulwürfe?«

»Ja, habe ich gelesen. Im Überlebenstraining.«

»Sie waren im Überlebenstraining? Gehört das zur Bäckereifachverkäuferinnengrundausbildung?«

Nun wurde es der Bäckereifachverkäuferin anscheinend doch zu viel.

»Ich hole jetzt meinen Chef!«

»Musste der auch ein Überlebenstraining machen? Ist das dasselbe bei Bäckerchefs? Oder haben die ein angepasstes Programm?«

»Der zeigt dir gleich Überlebenstraining!«

»Ich bin sehr gespannt«, antwortete Leevke, völlig der Wahrheit entsprechend.

Der Bäcker, der kurz darauf auftauchte, wirkte genauso verschwitzt, aber noch ein wenig unfreundlicher als die Kollegin. »Watt willste?«

»Ich möchte mich beschweren, weil in der Maulwurfschnitte keine Maulwürfe drin waren. Nicht mal Maulwurfhack.«

Nun schaute der Chef seine Angestellte entgeistert an.

»Die ist ganz komisch«, versuchte die Bäckereifachverkäuferin, sich zu erklären.

Leevke hingegen setzte zum großen Finale an.

»Das sagt die Dame so leicht, dabei war sie es, die mich aufgefordert hat, die Maulwurfschnitte an Maulwürfe zu verfüttern, obwohl die das nicht vertragen. Außerdem sagt sie, Soldaten äßen Maulwürfe. Das hat sie während des Bäckereifachverkäuferinnenüberlebenstrainings gelesen. So anstrengend kann das also nicht gewesen sein, wenn sie da nebenbei noch lesen konnte.«

Es wirkte ein wenig so, als finge der Chef der Bäckereifachverkäuferin innerlich an zu glühen, so rot wurde sein runder, unbehaarter Kopf.

»Seid ihr hier alle bescheuert?«, schnaubte er. Ein zorniger Blick traf die noch immer heftig transpirierende Angestellte.

»Ich sag ja, die ist komisch. Die meint, die Maulwurfschnitten müssten entweder mit oder für Maulwürfe gemacht sein.«

Dem Chef der Bäckereifachverkäuferin riss nun endgültig der Geduldsfaden.

»Die heißen so, weil die so lecker sind, dass man sie ins Maul wirft. Basta!« Und zu seiner Angestellten gewandt: »Hol einfach die Kleene, die soll hier weitermachen. Und du kommst jetzt mit nach hinten sauber machen! Wegen so nem Scheiß holste mich nochmal aus der Backstube weg … Ich glaub, es hackt, Brunhilde!«

Die beiden verzogen sich nach hinten und die Azubine, deren Tränen bereits getrocknet waren, wurde herbeigepfiffen.

»Wie kann ich Ihnen helfen?« Sie strahlte Leevke an. Und fügte ein geflüstertes »Danke« hinzu.

»Ich hätte gerne einen Bienenstich«, flötete Leevke.

»Vielleicht lieber nicht«, antwortete die Azubine und beide mussten das erste Mal an diesem Tag herzlich lachen.

Zu Hause warteten die Au-pair-Eltern bereits ungeduldig mit zwei quengelnden Kindern. Der Abend verlief weitestgehend ruhig und Leevke konnte es kaum erwarten, endlich ein paar Tage ohne die Au-pair-Familie zu verbringen.

»Natürlich gibt es keine Partys oder Alkohol«, beruhigte Leevke ihre Au-pair-Eltern am nächsten Morgen, nachdem sie diese mit den beiden Kindern, fünf Koffern, zwei Kinderrucksäcken und einem Lunchpaket zum Büdelsdorfer Bahnhof gefahren hatte.

Beim Packen des Autos hatten ihr ihre Kindheitserfahrungen mit dem Gameboy und Tetris gute Dienste geleistet. Eine Erfahrung, auf die der kleine Frank, das Au-pair-Kind von

Klara, nicht würde zurückgreifen können, dachte Leevke belustigt.

Die Fahrt zum Bahnhof hatte dann etwas länger gedauert als geplant. Ihre Au-pair-Mutter hatte aufgrund ihrer ausgeprägten Rechts-Links-Schwäche mehrmals für schwere Verwirrung gesorgt, wenn sie mitten im Abbiegeprozess rief »Du musst hier links fahren«, während sie nach rechts zeigte.

Leevke war irgendwann völlig durcheinander gewesen und hatte kurz vor Kiel das Navigationsgerät eingestellt, welches sie zurück nach Büdelsdorf und schließlich zum Bahnhof geführt hatte. Die eigentlich maximal zehnminütige Fahrt hatte so fast eine Stunde gedauert und ihr Au-pair-Vater war wirklich überrascht, wie erholsam sein ›kurzes Nickerchen‹ auf dem Weg zum Bahnhof gewesen war. Seine Abhandlung über seine hervorragenden Entspannungsfähigkeiten, die es ihm ermöglichten, in zehn Minuten mit geschlossenen Augen quasi die Erholung eines ausgiebigen Mittagsschlafes zu erlangen, wurde von den beiden Frauen mit einem müden Lächeln quittiert.

Dass der Zug wie üblich etwa dreißig Minuten Verspätung hatte, fiel dadurch gar nicht auf und der Familienvater verabschiedete sich mit einem fröhlichen »Wenn alles gut geplant ist, läuft auch alles gut« in den Zug, der wenig später abrollte.

Leevke winkte den vieren hinterher und schloss die Augen.

»Yes!«

Noch eine halbe Stunde, dann würden Klara und ihre Schwester mit dem Zug aus Kiel eintrudeln. Zeit für eine Currywurst und eine große Cola. Glücklicherweise leuchtete sie die Reklame des Curry-Königs vom Bahnhofsvorplatz an. Leevke genehmigte sich eine ordentliche Portion Fett und Fritten als Grundlage für den zu erwartenden Exzess.

Pünktlich zum Einlaufen des Zuges stand sie mit einer Pulle

Sekt, zwei Portionen Currywurst mit Pommes und einem breiten Grinsen am Bahnsteig. Klara und Rosalie sprangen kreischend aus dem Zug.

»Da sind wir!«

»Da seid ihr! Und ab jetzt: fünf Tage Sekt, Fleisch und Handys!«

Dr. Baumann schmunzelte.

»Leevke war mir übrigens sofort sympathisch.«

»Es ist wohl davon auszugehen, dass sich zwischen den beiden noch etwas tut, oder?«, fragte Pater Martin. »Aber langsam würde ich schon gerne erfahren, was Paul nun aus seiner neuen Rolle macht.«

»Na dann, schauen wir doch mal!«

Dr. Baumann zog eine neue Seite hervor und begann zu lesen.

Als Klaas nach Hause kam, war es bereits dunkel.

»Horrido!«, begrüßte der Gastgeber den schlafenden Paul freundlich. Dieser schreckte hoch und sah in die erstaunten Gesichter seines Kumpels und dessen Lebensgefährtin.

Tina musterte ihn und seinen offenen Koffer, der neben dem Sofa mit allerlei hervorquellenden Klamotten lag, skeptisch.

»Bleibst du jetzt länger?«, fragte sie. »Wenn ja, solltest du dich aber rasieren und dir einen ordentlichen Haarschnitt zulegen. Du siehst aus wie ein fetter Hippie.«

Und Klaas ergänzte: »Leckomio! Wie platt war ich denn die Tage? Hab nicht mal gemerkt, dass du dich hast zuwuchern lassen. Siehst aus wie Jesus.« Zynisch fügte er hinzu: »Möchten Sie mit mir über Gott sprechen?«

»Er sieht nicht aus wie Jesus, dazu ist er zu fett. Er sieht aus wie ein fetter Penner«, kommentierte Tina ungerührt. »Wenigstens stinkt er nicht.« Sie rümpfte leicht die Nase in Pauls Richtung.

Dieser quittierte die Freundlichkeiten der Partnerin seines besten Freundes mit einem gequälten Gesichtsausdruck und ging ins Bad.

Dort erschrak er. Aus dem Spiegel sah ihn tatsächlich eine langhaarige und bärtige Ausgabe seiner selbst an.

»Na, toll. Stand das irgendwo im Kleingedruckten? Wir hätten noch einmal in Ruhe über die Nebenwirkungen sprechen sollen. Und im Übrigen: Warum gibt's nur das halbe Paket? War Jesus nicht schlank?«, fragte er sein Spiegelbild laut. Dann betrachtete er seine Fettröllchen und fügte hinzu: »Wie soll ich denn Liebe in die Welt bringen, wenn ich aussehe wie ein Obdachloser oder wie ein PR-Fuzzi aus Berlin-Friedrichshain?«

»Du sollst Liebe geben. Nicht nehmen«, dröhnte die Stimme
»Das passt schon so.«

Statt einer Antwort schnappte Paul sich eines von Tinas Haargummis, die überall in Bad und Wohnung verstreut lagen, und griff nach dem Rasierer, um seinen Bart wenigstens ein bisschen zu stutzen. Verunsichert schaute er nach oben.

»Wird das jetzt gleich wieder nachwachsen?«

»Natürlich nicht. Ich wollte deine neue Aufgabe nur mit etwas mehr Dramatik unterlegen. Damit du es nicht vergisst. Ich habe wichtigere Aufgaben als deinen Haarwuchs«, dröhnte es zurück.

»Das hab ich mit fünfzehn schon gemerkt«, antwortete Paul. »Da hast du mich ganz schön hängen lassen. War mir immer ziemlich peinlich nach dem Sport.«

»Deshalb hast du vermutlich auch gleich, nachdem die ersten Haare dann da waren, einen Rasierer gekauft, wie?«, gab die Stimme zurück.

»Ja, aber das macht man so. Ich wollte mich halt rasieren.«

»Dass das ein bisschen blöd ist, merkste selber, oder?«, sprach die Stimme und verstummte.

Paul versuchte noch ein-, zweimal, ein Gespräch zu beginnen, brach dann aber irgendwann die Versuche ab und ging zurück ins Wohnzimmer. Tina war mittlerweile zu Bett gegangen.

»Wir müssen reden«, sprach er Klaas an, der vertieft in fremde Welten mit der Playstation beschäftigt war.

»Ist im Kühlschrank«, antwortete Klaas beiläufig.

»Nein, ich meine wirklich reden«, versuchte Paul es erneut. »Gott spricht zu mir.«

Klaas schaute erstaunt auf.

»Moment noch.«

Paul ging in die Küche und holte Bier. Klaas erledigte schnell einige Aliens, schaltete die Spielekonsole dann aus und schaute Paul mit gespieltem Ernst an.

»Gott spricht zu dir? Und? Wie isser so?«

Paul versuchte, betont seriös zu klingen, und setzte erneut an: »Mal im Ernst jetzt. Als ich lattenvoll vor der Kirche rumgepöbelt und Ihn drauf hingewiesen habe, dass Er die Geschichte mit ›Liebe und Frieden in die Welt bringen‹ zumindest bei Simone und mir voll verkackt hat, meinte Er, ich solle es doch besser machen. Also hat Er mich beauftragt, Sein Stellvertreter auf der Erde zu werden. Wie Jesus.«

»Nur halt in fett«, ergänzte Klaas. »Und wenn du das wirklich ernst meinst, sollten wir jetzt locker bleiben, ganz in Ruhe aufstehen und so schnell es geht zu einem Arzt. Glücklicherweise praktiziert der Kloppi-Experte ja gleich im Nachbarhaus.«

»Da war ich schon. Der hat gesagt, ich soll mal hören, was die Stimme so will, und wenn sie in zwei Wochen noch da ist, habe ich einen Tumor.«

»Das sind ja solide Aussichten«, erwiderte Klaas. »Und was sollst du jetzt machen? Liebe in die Welt bringen? Also mit möglichst vielen Mädels rummachen oder was?«

»Vermutlich nicht. Ich denke, ich soll mich mit Simone vertragen.«

»Und hat er dir irgendwelche Superkräfte gegeben? Spinnennetze schießen oder Leute fernsteuern oder so?«

Klaas' Augen strahlten.

»Ja, das habe ich auch gleich gefragt, aber Telekinese und so ist irgendwie nicht. Sag mal, kann es sein, dass dich das gar nicht irritiert?«

Paul schaute Klaas fragend an.

»Ach, weißt du, ich glaub, dass du einen Megaknall hast. Letztes Jahr warst du ganz sicher, dass du das Wetter beeinflussen kannst.«

»Alter, da war ich megaknülle auf dem Festival. Ich hatte vier Tüten geraucht und ne ganze Menge Wodka intus. Und es war wirklich unheimlich.«

»Ja, das war es: unheimlich komisch. Du bist aufm Roskilde um die Zelte getanzt und hast allen mit Regen gedroht und wolltest die Sonne verschwinden lassen, wenn sie sich nicht ausziehen.«

Die beiden schauten sich einen Moment lang stumm an. Dann stießen sie klirrend mit dem Bier an und riefen im Einklang: »Tittenalarm!«

Paul setzte erneut zu einem Versuch der Lösungsfindung an: »Was mach ich denn jetzt?«

»Wir sollten mal prüfen, ob du nen Tumor hast oder wirklich Gott zu dir spricht. Mach doch mal irgendwas Verrücktes.«

»Mir ist das Ganze eigentlich schon verrückt genug«, erwiderte Paul.

Dennoch einigten sich die beiden darauf, Paul ausführlich und objektiv auf etwaige besondere Kräfte zu testen. Der Abend verlief ausgesprochen unbefriedigend. Weder ließ sich Wasser in Wein verwandeln noch Cola in Bier. Auch das Heilen Kranker ließ sich an Tinas humpelnder Katze leider nicht nachweisen – das Viech ließ sich trotz Hinkens zunächst nur schwer fangen.

»Sie scheint sich noch gut an den Kühlschrankzwischenfall zu erinnern«, gab Paul zu bedenken, als er daran dachte, dass er es gewesen war, der leicht angetrunken den Bewegungsumfang des linken Vorderbeins des Katers mithilfe der Kühlschranktür ungewollt erweitert hatte.

Das war im Grunde nach dem Meerschweinchen-Fiasko

der zweite Moment in Pauls Leben, der ihn karmisch gesehen deutlich ins Minus gezogen haben musste. Nachdem die beiden Jungs das Tier zehn Minuten durch die Wohnung gejagt hatten, Klaas es endlich festgehalten und Paul etwas ungelenk versucht hatte, das verletzte Bein zu berühren, schien es eher, als habe die Katze nun zusätzlich eine posttraumatische Belastungsstörung zu verarbeiten. Heilung war also definitiv nicht in Sicht.

Zu guter Letzt beschlossen die beiden, die Königsdisziplin zu probieren: auf dem Wasser gehen … Als Klaas fertig gelacht hatte, zog er den fluchenden Paul aus dem Büdelsdorfer Schwimmbad und zeigte sich gespannt, ob es für seinen Freund klitschnass einfacher werden würde, über das geschlossene Eingangstor zurück auf die Straße zu klettern.

Wurde es nicht.

Zu Hause tranken sie noch ein paar Bier und legten sich schließlich schlafen.

»Aber lustig war's, kleiner Jesus«, sagte Klaas, bevor er ins Schlafzimmer zu Tina ging.

»Fick dich«, erwiderte Paul liebevoll, bevor er das Licht löschte und sich auf der unbequemen Couch einrollte.

Am nächsten Morgen beschloss Paul, ein wenig zu recherchieren. Nachdem die Stimme auf keine Anrufe reagierte und sich im Internet unter dem Suchbegriff ›Wie hat Jesus das gemacht‹ auch keine relevanten Ergebnisse fanden, beschloss Paul den Besuch eines Treffens der Büdelsdorfer Jesus-Jugendgruppe, welches mit dem beeindruckenden Titel ›Chill-out for Jesus‹, angekündigt wurde. Was man im Internet alles finden konnte …

»Hallo, mein Freund!«, begrüßte ihn eine junge Dame, die ein lindgrünes Shirt mit der Aufschrift ›Jesus liebt mich‹ trug.

»Hallo, äh, du«, erwiderte Paul.

»Ich heiße Charlotte. Bist du hier, um mit uns zu chillen?«

»Ich bin Paul und eigentlich würde ich gerne erfahren, wie Jesus das gemacht hat.«

»Was gemacht hat?«

»Na, diese Wunderdingens. Ich will das nämlich auch machen. Also, ich soll.«

Paul hatte massive Verstörung oder hysterisches Gelächter erwartet, erntete aber nur ein »Na, das ist ja toll!«

In dem nur spärlich mit ein paar bunten Lichtern beleuchteten Raum, in den Charlotte ihn führte, saßen und lagen verstreut ungefähr zwanzig Personen. Paul schätzte ihr Alter so zwischen fünfzehn und fünfundvierzig Jahren – einige schienen, dem Geruch nach zu urteilen, im Wesentlichen mangels anderer warmer Unterkünfte hier zu sein.

»Was macht ihr hier denn so?«, fragte er Charlotte.

»Wir chillen für Jesus.«

»Und? Freut sich Jesus da?«

Charlotte lachte fröhlich.

»Natürlich reden wir auch über Gott und diskutieren über Ihn.«

»Na, dann löst ihr hier sicher wirklich relevante Probleme«, spottete Paul und erntete einen enttäuschten Blick. »Kennst du dich denn gut aus mit Jesus?«, startete Paul einen vorsichtigen Versuch, das Gespräch doch noch in die informative Richtung zu lenken.

»Kann man so sagen. Er ist mein bester Freund«, erwiderte Charlotte.

»Und hey, Er liebt dich«, rief Paul und deutete auf ihr Shirt.

Sie lächelte.

»Bist du denn da nicht eifersüchtig? Ich meine, Er liebt ja angeblich jeden.«

Sie hörte auf zu lächeln.

Ihr Gesicht verfinsterte sich sogar merklich.

»Du willst uns wohl verarschen?«

»Aber gar nicht. Ich würde gerne wissen, wie Jesus das so fand, als Er herausgefunden hatte, dass Er einen Auftrag von ganz oben hat.«

»Ich glaube, dass das nicht leicht für Ihn war.«

»Meinst du, Er hatte Angst, einen Tumor zu haben?«

»Ich denke nicht. Hast du einen Tumor?«

Charlotte trat einen Schritt zurück und musterte Paul.

»Vielleicht. Oder Gott redet mit mir.«

»Was wäre dir denn lieber?«

»Ich glaube, meiner Mutter wäre es lieber, wenn es ein Tumor ist«, konstatierte Paul. »Ich finde die Möglichkeit, dass Gott zu mir spricht, eigentlich gar nicht so unattraktiv.«

»Naja, es ist schon ein bisschen absurd, Menschen beten jahrelang dafür, dass Gott zu ihnen spricht oder ihnen ein Zeichen gibt – und wenn Er es dann tut, vermuten sie einen Tumor oder werden weggesperrt. Ich glaube, wir wünschen uns manchmal fast, dass die Kommunikation mit Gott eine Einbahnstraße wäre. Dabei ist es doch tröstlich, zu wissen, dass da jemand immer für uns da ist, dass Er Seinen Sohn zu uns geschickt hat und dass der Heilige Geist uns alle erfüllt und umgibt, wenn wir es wollen.«

»Da müsste ich jetzt nochmal nachhaken«, schob Paul ein. »Dieser ›Heilige Geist‹« – er machte mit seinen Händen Gänsefüßchen in der Luft – »das ist doch die Taube, oder? Also, das ist jetzt kein umherspukendes Dämonendings, das mich tötet, wenn ich etwas falsch mache.«

Charlotte schmunzelte.

»Nein, der Heilige Geist ist nicht die ›Security‹ des Himmels. Davor musst du keine Angst haben. Künstler haben Ihn schon in verschiedenen Formen dargestellt: Cranach malte Ihn zum Beispiel als kleines Flämmchen auf dem Kopf der Jünger, nachdem sie den Heiligen Geist empfangen haben. Das feiern wir übrigens an Pfingsten, du Banause.« Sie zwinkerte ihm zu. »Kennst du das Gefühl, wenn jemand seine Hand ganz nah neben deiner liegen hat, und du das spürst, ohne dass es eine Berührung gibt? Das kann wunderschön sein, wenn es die Hand eines Freundes ist oder eines Menschen, den du liebst. Es zeigt dir, dass es eine Verbindung gibt, die irgendwie unausgesprochen ist. Trotzdem weißt du, dass du nur zugreifen müsstest, um diese Hand zu spüren. So ist es auch mit dem Heiligen Geist. Alles, was wir tun müssen, ist zu glauben, dass dieses himmlische Team – wir nennen es auch die ›Heilige Dreifaltigkeit‹ – immer da ist. Und wenn wir schwanken, zweifeln oder trauern, ist es nur eine kleine Bewegung und die Hand ist da. Sie kann dich halten oder führen. Oder sie dient dir als Stütze. Es ist schön zu wissen, dass da etwas ist, das jeden von uns kennt. Alles weiß. Und uns trotzdem liebt. Gott verlangt eigentlich nichts von uns, außer dass wir uns darauf verlassen, dass niemand hilflos sein wird, wenn er nach der Hand greift. Und wenn du daran glaubst, wirst du dich automatisch so verhalten, dass es gut ist. Es ist keine Raketenwissenschaft, Paul. Es ist das Leben.«

»So habe ich das noch gar nicht betrachtet«, grübelte Paul.

»Aber wenn du dir unsicher bist, geh zu einem Arzt, lass dich untersuchen und freu dich, wenn es keine Krankheit ist. Das sind dann gleich zwei Gründe zur Freude: gesund und im Gespräch mit dem Schöpfer. Könnte schlechter kommen. Und ich glaube nicht, dass du dir Sorgen machen musst. Gott versteht auch einen Spaß, anders lässt sich unsere Welt nicht erklären.«

»Vermutlich hast du recht, danke«, sagte Paul nachdenklich, verließ die Veranstaltung und ging schnurstracks zurück in die Praxis von Dr. Reingruber.

»Hallo, ich nochmal. Kein Termin.«

Inge, die Tochter von Brigitte aus dem Englischkurs, schaute kurz auf.

»Ah, die Stimme. Ist es denn nun etwas Perverses?«

»Leider nein. Es ist Gott. Und er hat mich gebeten, Sie mal auf Ihre Schweigepflicht hinzuweisen. Und er sagt, Ihre Mutter redet schon auf Deutsch zu viel. Die soll aufhören, Englisch zu lernen. Wird eh nirgendwohin reisen, wo sie's braucht.«

Die Arzthelferin schaute irritiert und lotste Paul direkt in eines der Sprechzimmer, um Unruhe und ängstliche Patienten im Wartezimmer zu umgehen.

»Da isser ja wieder«, begrüßte ihn Dr. Reingruber. »Hat er sich etwas erholt?«

»Ja, aber die Stimme ist immer noch da. Es ist übrigens Gott. Er möchte, dass ich Liebe und Frieden in die Welt bringe.«

»Na, das ist auf jeden Fall besser, als wenn Er ihm raten würde, jemanden umzubringen.«

»Vermutlich schon. Auch wenn Ihre Sprechstundenhilfe das wahrscheinlich spannender fände. Noch besser wäre allerdings, es wäre ganz weg.«

»Nun, das wirkt doch etwas ernster, als ich gedacht habe. Vielleicht schicken wir ihn doch lieber mal zum Radiologen. Der soll sich seinen Kopf mal von innen anschauen.«

Er lachte über seinen eigenen Scherz.

»Wenn da nix ist, geht er bitte zu dieser Adresse.«

Dr. Reingruber drückte Paul die Visitenkarte eines Psychotherapeuten namens Gerald Wolf in die Hand.

»Der kennt sich mit so Sachen aus.«

Er lächelte munter.

Anscheinend hatte die Tochter von Brigitte sich von Pauls Beschwerde, es mit dem Datenschutz etwas genauer zu nehmen, beeindrucken lassen und strahlte ihn an.

»Ich habe mich extra dafür eingesetzt, dass Sie ganz dringend und am besten sofort einen MRT-Termin bekommen. Und es hat geklappt – Sie können direkt zum Radiologen. Ist in der Großen Straße. Jetzt müssen Sie sich aber ein bisschen beeilen.«

›Ein bisschen beeilen‹ war eine nette Umschreibung für ›Es ist verdammt knapp‹. Die Große Straße lag auf der anderen Seite der Stadt und Paul musste rennen, um den Bus zu erreichen.

»Na, toll«, murmelte er. »Es gießt in Strömen, ich stehe alleine in dem scheiß Bus und werde gleich erfahren, ob ich eine Knolle im Kopf hab.«

Er fühlte sich einsam und mutlos. So sehr er sich auch die Hand neben sich wünschte, die Sorge um eine tödliche Erkrankung ließ ihn nicht los.

»Selbst schuld«, dröhnte die Stimme in seinem Kopf. »Da ist kein Tumor«.

»Das sagst du so«, antwortete Paul.

»Ein Tumor, lieber Paul, lässt dir nicht innerhalb einer Nacht lange Haare und einen Bart wachsen.«

»Aber nehmen wir mal an, du wärst ein Tumor. Das Klügste, was du machen könntest, wäre, mir zu erzählen, dass du kein Tumor, sondern Gott bist.«

»So klug sind Tumore nicht«, erwiderte die Stimme. »Die wachsen einfach da, wo sie nicht sollen, und machen Sachen kaputt. Ich mache alles gut.«

»Auch das würde ein Tumor sagen«, sagte Paul und beschloss, die Stimme so lange zu ignorieren, bis er Gewissheit hatte.

Andererseits war schon was dran. Er hatte noch nie von einem haar- und bartwachstumsfördernden Tumor gehört. Schon gar nicht in der kurzen Zeit.

In der radiologischen Praxis herrschte ein ziemliches Durcheinander. Das Wartezimmer war voll und keiner der Anwesenden achtete auf sein Gebrabbel. Paul wartete geschlagene zwei Stunden und hatte genug Zeit, sich ein wenig mit dem Gedanken anzufreunden, dass es tatsächlich Gott war, der zu ihm sprach. Andererseits wurde ihm schlagartig klar, dass es durchaus auch eine unangenehme Komponente hatte, sollte es tatsächlich einen Gott geben: Sollte Gott wirklich überall sein und alles sehen, was er so tat? Wusste Gott wirklich, was er so alles dachte? Paul überschlug kurz seine Lügen und argumentativen Hintertürchen, die er im letzten halben Jahr so benutzt hatte. Das fühlte sich nur bedingt gut an. Gerade fiel ihm ein, dass er ja – obwohl unverheiratet – auch mit Simone nicht unbedingt keusch gelebt hatte, und dass er doch das eine oder andere Mal, wenn Simone die Mitarbeit verweigert hatte, sich auch intensiv mit sich selbst beschäftigt hatte.

Als die Arzthelferin ihn schließlich in Kabine 3 bestellte, hatte er einen hochroten Kopf.

»Na, aufgeregt?«, fragte sie.

»Ne, ertappt«, gab Paul zurück.

Die junge Frau überreichte ihm eines der bekannten Klinikleibchen und forderte ihn mit kurzen Sätzen auf, die Kleidung abzulegen, sich in das Hemdchen zu zwängen und dann in den Untersuchungsraum zu kommen. Paul tat wie ihm geheißen und begab sich schließlich gemäß der Anweisung der Radiologieassistentin auf eine kalte Liege, die wenig später in eine futuristisch aussehende Röhre gefahren wurde. Nach einer halben Stunde Brummen und Hämmern, Frieren und Gedanken, in denen Tumore, Polizisten und Gott eine Rolle spielten, durfte er sich wieder anziehen.

Paul wurde zurück ins Wartezimmer geschickt.

Nun machte sich Angst in ihm breit. Was wäre, wenn es doch ein Tumor war? Am meisten fürchtete er das nun folgende Gespräch. Er sah in Gedanken bereits einen Arzt vor sich sitzen, der ihn mit besorgter Miene ansah und dann begann, ihn mit den Worten ›Sie müssen jetzt sehr stark sein‹ über sein kurz bevorstehendes Ende aufzuklären.

Er schauderte.

Eine Angestellte rief ihn an den Anmeldetresen: »Herr Möhrenmann?«

Paul legte seine Zeitung ausgesprochen ordentlich auf den Tisch des Warteraums und schlich, den nahen Tod sicher vor Augen, in Richtung des Anmeldetresens. Einer der Ärzte, der gerade eben an ihm vorbei in eines der Zimmer gegangen war, hatte ihn ganz mitleidig angeschaut.

Da war sich Paul sicher.

Es war also ein Tumor.

Ganz sicher.

»Da ist nix«, rief ihm ein weiterer vorbeilaufender Arzt zu. Ohne stehenzubleiben, fügte er noch hinzu: »Wir schicken die Ergebnisse zu Dr. Reingruber. Tschüss!«

Das war kurz und schmerzlos.

»Hab ich doch gesagt«, dröhnte die Stimme in seinem Kopf.

»Ach, sei doch ruhig«, zischte Paul und erschrak, als ihm einfiel, dass er vermutlich gerade Gott aufgefordert hatte, still zu sein.

Pauls erschrockenes Gesicht und das leise zu sich selbst gesprochene ›Entschuldige bitte‹ animierten den jungen

Arzt dazu, sich ›MRT Möhrenmann nochmal checken‹ zu notieren.

Als Paul auf der Straße stand, wusste er nicht genau, ob er glücklich oder verzweifelt sein sollte.

»Du hattest also recht. Du bist kein Tumor«, konstatierte Paul.

»Hab ich doch gesagt«, antwortete die Stimme. »Aber so seid ihr Menschen: Alles muss nochmal gemessen, berechnet und bewiesen werden. Warum freust du dich nicht? Was erwartest du? Eine PowerPoint-Präsentation?«

»Okay, nehmen wir mal an, du bist tatsächlich Gott«, setzte Paul an, »dann wirst du doch verstehen, dass ich jetzt verwirrt bin.«

»Das verstehe ich. Aber es kränkt mich natürlich auch ein wenig. Wir verschwenden hier deine Zeit. Wenn du wüsstest, was du schon alles hättest tun können! Stattdessen ist deine einzige Sorge, ob ich eine Einbildung bin.«

»Was soll ich denn nur tun?«

Nun hatte Paul tatsächlich Tränen in den Augen. Er fühlte sich so gar nicht mehr alleine. Im Gegenteil, er fühlte sich überwacht, verfolgt und bevormundet. Etwas musste getan werden.

»Ich habe ein paar Fragen. Wir gehen zu dir«, sagte Paul deshalb und stieg in den Bus Richtung Nikolaskirche.

Die Kirche war leer und dunkel. Paul setzte sich in eine der hinteren Bänke und schwieg.

»Schön hier, oder?«, erkundigte sich die Stimme.

»Etwas kühl«, gab Paul zurück. »Was willst du von mir?«, begann er die erste Zwiesprache seines Lebens.

»Ich will, dass du Liebe und Frieden in die Welt bringst.«

»Ein bisschen was Einfacheres wäre schon schön gewesen«, erwiderte Paul. »Kann ich dir nicht einfach ein Huhn opfern oder sowas? Seien wir doch einmal ehrlich – keine Frau wird jemals wieder etwas mit mir anfangen, wenn ich dauernd von dir spreche. Und außerdem … hältst du dich für sonderlich erfolgreich? Ich meine: Hungersnöte, Krieg, Umweltverschmutzung. Und wann gibst du uns endlich etwas Besseres als Atomkraft?«

»Mein lieber Paul«, sprach die Stimme, nun deutlich sanfter und verständnisvoller. »Es gibt die Welt, es gibt die Menschen und es gibt mich. Ich habe die Welt so geschaffen, dass sie euch herausfordert. Ich habe die Menschen so geschaffen, dass sie selbst entscheiden und handeln können. Ihr seid keine Marionetten. Ich bin da, wenn ihr in Not geratet, wenn ihr Krieg führt oder leidet. Und dann nehmt ihr meine Hilfe an – oder nicht. Häufig tut ihr es eher nicht. Weil es euch irrational erscheint.«

»Aber warum schreibst du nicht an den Himmel, dass du da bist? Mal unter uns: Dein Marketing lässt stark zu wünschen übrig.«

»Warum? Ich bin doch für jeden da. Egal, wie ihr mich nennt, egal, wie ihr ausseht – wenn Menschen etwas tun, das Liebe ist, spüren sie, dass ich da bin. Ich bin das Licht im Dunkel. Wenn sie den rechten Pfad wieder verlassen, tun sie das aus freien Stücken. Euer Problem ist, dass ihr denkt, diese Welt sei das Maß aller Dinge. Ich habe tausende Welten erschaffen und mehr Formen und Farben des Seins, als ihr alle zusammen es euch vorstellen könnt.«

»Und was soll ich jetzt tun?«, fragte Paul.

»Geh raus. Liebe! Der Rest ergibt sich. Und jetzt zeig mir, was du kannst. Ich glaube an dich.«

Paul erinnerte sich an zahlreiche Urlaube, die er mit größerem Blödsinn verbracht hatte, und dachte tatsächlich darüber nach, was er denn nun tun könne. Er versuchte es noch mit ein paar Nachfragen, aber die Stimme blieb stumm.

Schließlich ging er zu Klaas nach Hause, öffnete ein Bier und grübelte. Irgendwann schlief er ein.

Am nächsten Mittag erwachte er in der leeren Wohnung und fand einen Zettel, auf dem sein Freund ihm mitteilte, dass er ihn morgens ein wenig beim friedlichen Sabbern beobachtet habe, dann aber zur Arbeit aufbrechen musste.

BUSHALTESTELLE ›NIKOLASKIRCHE‹ 15:47 UHR

»Es war also tatsächlich kein Tumor«, sagte Pater Martin, ehrlich erfreut.

»Nein, ein Tumor war es nicht«, antwortete Dr. Baumann.

»Vermutlich stimmt es eben doch, dass Gottes Wege unergründlich sind«, mutmaßte Pater Martin.

»Ich meine ja, die Aussage ›Gottes Wege sind unergründlich‹ ist nur eine hochgestochene Form, ›Gott ist manchmal ganz schön komisch‹ zu sagen«, spöttelte Dr. Baumann. »Aber tatsächlich habe ich solche Dinge wie *Jesus-Chill-out-Veranstaltungen* und dergleichen nie verstanden.«

»Ach, doch. Ich denke, dass es Gott recht ist, wenn wir einen eigenen Weg finden, zu ihm zu kommen. Ich meine, jeder Mensch ist anders. Und so ist es doch extrem unwahrscheinlich, dass jeder auf demselben Weg zu ihm findet. Wenn man also glauben möchte, dass er jeden Menschen individuell erschaffen hat, wäre es nur plausibel, auch zu glauben, dass er eben zahlreiche Wege für all diese verschiedenen Charaktere bereithält. Ich denke übrigens auch, dass die verschiedenen Religionen Angebote sind, die uns einladen, einen dieser Wege zu beschreiten. Deshalb habe ich Religionskriege auch nie verstanden«, antwortete Pater Martin.

»Hach ja, die guten alten Religionskriege. Es gibt doch diesen Spruch, dass Religionskriege im Prinzip Streitigkeiten erwachsener Menschen sind, die sich nicht einigen können, wer von ihnen den stärkeren imaginären Freund hat. Den finde ich eigentlich ziemlich treffend«, erwiderte Dr. Baumann.

»Den mag ich auch.« Pater Martin schmunzelte. »Aber wann treffen Paul und Leevke denn nun aufeinander?«

Das interessierte auch Herrn Krause, die wild brummend ihre Zustimmung mitzuteilen versuchte.

»Warten Sie, das habe ich hier irgendwo«, sagte Dr. Baumann, einen weiteren Stapel Papiere sortierend.

DIE ERSTE BEGEGNUNG

Leevke erwachte mit Kopfschmerzen.

»Ich habe schon wieder dieses Weltgeschwindigkeitsproblem«, teilte sie den anderen beiden Mädchen mit, die gemeinsam mit ihr auf Matratzen im Wohnzimmer ihrer Au-pair-Familie erwachten.

Mehrere leere Flaschen Sekt und eine angebrochene Großpackung gar nicht so appetitlich riechender Supermarktfrikadellen zeugten vom immensen Nachholbedarf in Sachen Fleisch, Alkohol und Gesprächen.

»Was für ein Problem?«, fragte Klara, die ihre verquollenen Augen nur mühsam aufbekam und sich erstmal den Kopf hielt, als das bösartige Tageslicht durch die sich automatisch öffnenden Rollos strahlte.

Leevke erklärte ihren Freundinnen ihre Theorie: »Naja, du weißt doch, Alkohol macht mich immer so langsam. Das ist unangenehm, weil die Welt sich ja im normalen Tempo weiterdreht. Dadurch wird mir dann schwindelig. Und schlecht. Es liegt also gar nicht daran, dass ich zu viel trinke, sondern daran, dass meine Weltrotationstoleranz nicht so gut ausgeprägt ist. Ist vermutlich genetisch. Meine Eltern sind schuld.«

Klara und Rosalie schüttelten die Köpfe.

»Das ist mir jetzt echt zu hoch«, brummelte Klara.

Nach der Morgentoilette und einigen Tassen frischen Kaffees begannen die Mädels mit der Tagesplanung. Nach zwei Tagen des Exzesses beschlossen sie, nun der Kulturhauptstadt des Nordens eine Chance zu geben.

»Büdelsdorf und Kultur? Bislang hielt ich die mexikanischen Los Wochos bei McDonald's für den kulturellen Höhepunkt hier«, stellte Klara ketzerisch klar.

Leevke ließ sich davon nicht beeindrucken. Sie hatte die seit Wochen angekündigte Ausstellung in der Büdelsdorfer Kunsthalle schon freudig erwartet und einen Besuch fest eingeplant.

»Sonst gehe ich halt alleine«, drohte sie, ihre Handtasche bereits in der Hand.

Nur missmutig machten sich die beiden Besucherinnen gemeinsam mit der hochmotivierten Leevke auf den Weg in die ›Kunsti‹.

›Wenn du in 10 Minuten nicht da bist, bist du ab sofort ein Einzelkind‹ – die SMS seiner Schwester erreichte Paul unerwartet.

»Scheiße«, entfuhr es ihm.

Wie hatte er das vergessen können?

Es war Klaas' Idee gewesen.

Nachdem Paul seiner Schwester über Jahre Gutscheine und unnützen Krimskrams zum Geburtstag geschenkt hatte, war es Klaas, der ihn dieses Jahr motiviert hatte, ihr Karten für die Ausstellung ›Moderne Zeiten – Kunst im Sturm‹ zu überreichen. Und anscheinend war Paul entgangen, dass er vor einer halben Stunde vor der Kunsthalle mit seiner Schwester verabredet gewesen war.

Vier »Sorry, dauert noch 5 Minuten«-SMS später rannte Paul von der Bushaltestelle zu seiner mit leicht säuerlichem Gesicht wartenden Schwester.

»Lies die letzte SMS nochmal«, rief er ihr zu.

»Kenne ich schon, da steht ›Sorry, dauert noch 5 Minuten länger‹ drin«, antwortete sie gelangweilt.

»Siehste, aber ich bin schon da. Also mindestens vier Minuten früher als angekündigt.«

Nun musste Lara doch lachen. Wenn es etwas gab, was

sie an ihrem Bruder immer geschätzt hatte, dann waren es seine Scherze.

»So seid ihr Frauen: Da schreibt man euch eine SMS, dass es fünf Minuten später wird, und ihr ruft alle halbe Stunde an, wann man endlich da ist.«

Seine Schwester kniff die Augen zusammen.

»Wie siehst du denn eigentlich aus? Sind das Extensions?«, fragte sie überrascht.

»Neh, das ist das Ergebnis gesunder Ernährung, ausreichend Schlafs und ein bisschen alkoholinspirierter Blasphemie.«

»Mama hat schon gesagt, dass du obenrum irgendwie nicht mehr ganz sauber tickst.«

»Mama soll mal aufhören, meine Krankengeschichte überall rumzuerzählen«, antwortete Paul, nun auch hörbar gereizt.

»Wir reden später, unsere Gruppe legt gleich los«, brach Lara die Diskussion ab, noch ehe sie entstand, und zog Paul zu einer Gruppe wartender Menschen, die gerade begann, sich in Richtung Ausstellung aufzumachen.

Zu gerne hätte Paul sich einer anderen Gruppe angeschlossen. Drei recht nett aussehende Mädels standen an der Bushaltestelle und diskutierten, ob es erst noch schnell zu McDonald's oder gleich in die Ausstellung gehen sollte. Das Ende der Diskussion erlebte er leider nicht mehr, da seine Schwester ihn in die Kunsthalle zog.

»Herzlich willkommen in unserer Ausstellung ›Moderne Zeiten‹«, frohlockte wild in der Luft gestikulierend eine kleine Frau mit monströsem Busen, über dem eine ärmellose, hellrote Bluse spannte.

Die Gruppe wurde in den ersten Raum geführt: Ein leeres weißes Zimmer, in dessen einer Ecke auf dem Boden ein orangefarbener Mülleimer stand, der mit allerlei Flyern beklebt und mit Schriftzügen überzogen war.

»Das Teil hing doch heute Morgen noch bei mir vor der Tür an der Haltestelle«, flüsterte Paul seiner Schwester ins Ohr.

Ein böser Blick von Lara ließ ihn verstummen.

›Ihr Geburtstagsgeschenk, ihre Show‹, dachte Paul sich und verfolgte ab dann schweigend die Ansprache der Führerin.

»Ein unfassbar wuchtiges Werk dieser offensichtlich durch das Großstadtleben inspirierten Künstlerin«, begann diese ihre Ausführungen.

Paul setzte seinen ›Siehste, hab ich doch gesagt‹-Blick auf, blieb aber stumm.

»Hier wurde in wunderbarer Ästhetik nicht nur die Wegwerfgesellschaft unserer modernen Zivilisation angeprangert, sondern auch die Dekontextualisierung von Alltagsgegenständen genutzt, um die Beiläufigkeit des Lebens in einem Moloch wie Berlin oder München, woher die Künstlerin stammt, zu verdeutlichen.«

Paul fragte sich, was so ein ›Kunstwerk‹ wohl wert sei. Er rechnete mit um die zehntausend Euro und überschlug kurz im Kopf, wie viele dreckige Mülleimer Klaas und er in einer Nacht wohl abbauen könnten. Unfassbar. Das Geld hing quasi an der Straße!

Im zweiten Raum spielte »der Künstler mit der Auflösung des Kunstbegriffs in der Akustik«. Lautsprecher ließen Störgeräusche erklingen, die von gebogenen Metallteilen reflektiert wurden. »Er verwendet hier die Auflösung der akustischen Integrität und die von einer Vielzahl von Stahlelementen gespiegelten Schallwellen, um den Besucher schweben und somit zu einem Teil des Werkes verschmelzen zu lassen. Der Künstler reinszeniert hierdurch die schockierende Haltlosigkeit des Geburtstraumas und ermöglicht eine durch und durch transzendentale Erfahrung.«

Paul blickte grienend in die Runde und suchte nach anderen

verschmitzten Gesichtern. Alle schauten ehrlich beeindruckt und wechselten sich in begeistertem »Ahh«- und »Mhh«-Sagen ab. Versehentlich kreuzte sein Blick den seiner Schwester. Sie schaute überhaupt nicht angetan, sondern eher wütend.

»Ich versteh es auch nicht«, flüsterte Paul und bemühte sich, ihr Blickfeld schnellstens zu verlassen.

Der dritte Raum ließ Paul endgültig an seiner geistigen Integrität zweifeln. In einem riesigen, mit rotem Samt verkleideten Zimmer stand, erhoben auf einem kleinen Podest – ein Stuhl. Paul schaute erstaunt. Die Führerin setzte ihr begeistertes Gesicht auf und kündigte »ein absolutes Meisterwerk« an. Zuerst solle man allerdings dieses »wunderbare Stück Weltkultur« auf sich wirken lassen.

Paul schaute.

Es wirkte nicht.

»Es wirkt nicht«, wisperte er seiner Schwester zu.

Diese starrte ihn kurz verständnislos an und drehte sich dann fort, um mit musternden Blicken das Podest, den Stuhl und die Wände zu bestaunen. Paul folgte ihren Blicken.

»Immer noch nicht«, setzte er erneut an.

Die Kunsthallenführerin zischte ein »Pscht« und begann dann, heftiger als zuvor gestikulierend, eine wahre Lobeshymne.

»Dieses Werk hat eine unglaubliche Kraft!«

Paul schaute erschrocken. Sollte ihm etwas entgangen sein?

»Der Künstler entstammt einer venezolanischen Klerikerfamilie. Jedem fällt sofort die sorgsam ausgewählte Farbe Rot auf, die den Bezug zu Samt und Seide, dem Mantel der Mächtigen, herstellt.«

Die ältere Dame neben Paul nickte zustimmend. Wie zur Bestätigung zeichnete sie mit verklärtem Blick die Konturen des Podests nach.

»Doch das ist nicht alles! Der Künstler bedient sich hier eines wichtigen Literaturzitates des indonesischen Weisen Phomkubi.«

Paul begann, nach Kameras zu suchen. Das konnte doch nicht echt sein!

»Sie werden es sicher kennen – er sagte: ›Auch der Mantel der Macht verdeckt nicht die Leere, die ihr so unsinnig erhöht.‹«

Die ältere Dame neben Paul wandte sich ihrem Begleiter zu und flüsterte: »Das ist aus seinem zweiten Buch der Klarheit.«

Der Begleiter nickte wissend.

»Ihnen wird auch der Bezug zur willkürlichen Macht der Herrschenden nicht entgangen sein. Sehen Sie dort auf dem Stuhl? In die Lehne ist eine Krone eingeritzt. Kenner identifizieren natürlich sofort die Kontur der spanischen Königsinsignie.«

Paul nahm sich fest vor, sein Allgemeinwissen zu erweitern. Den bösen Blicken seiner Schwester ausweichend, beschloss er, noch einen Moment zu bleiben.

»Geh schon mal vor, ich lass noch wirken.«

Als die Gruppe den Raum verließ, fiel der älteren Dame ein Taschentuch aus der Hand. Paul wollte gerade hinterhereilen, um es für sie aufzuheben, als er die drei Mädels von der Bushaltestelle den Raum betreten sah, die offensichtlich auf eine Führung verzichtet hatten.

»Versteh ich nicht«, sagte die erste.

»Ein Stuhl«, fügte die zweite hinzu.

»Ob der den selber geschnitzt hat?«, erwiderte erstere.

Gerade als die dritte – und in Pauls Augen auch hübscheste der Damen – ansetzen wollte, auch etwas zu sagen, griff Paul ein: Er setzte einen wissenden Blick auf, nahm eine denkende Pose ein und streichelte sein Kinn.

»Pscht«, wisperte er.

Er gab sich Mühe, seinem eben noch konzentrierten und ernsten Blick eine sanfte Güte zu verleihen.

»Dieses Werk ist so unglaublich kraftvoll.«

Die Mädels schauten ihn verwundert an.

»Darf ich Ihnen ein paar Worte zu diesem Meisterwerk erzählen?«, setzte Paul mit einer einladenden Geste an.

Die drei schienen sich nicht ganz sicher zu sein, ob dies ein Scherz sein sollte, blickten Paul aber erwartungsvoll an.

»Der Künstler«, hob er an, »entstammt einer venedischen Klempnerfamilie. Deshalb wählte er diesen beeindruckenden Kontrast.«

Dem Anschein nach nahmen die Mädels Pauls Erklärungsversuch nun tatsächlich ernst und rückten etwas näher. Nur die hübscheste wirkte skeptisch, ihre Blicke schweiften durch den Raum.

»Er setzt hier die Zeichen der Macht – den roten Samt – in Kontrast zu …«, Paul setzte einen erhabenen Blick auf und ergänzte todernst: »Stuhl.«

Dann legte er eine bedeutende Pause ein.

»Sie wissen sicher, dass Mao Tse-tung in seinem dritten Werk von der ›Scheiße in den Mänteln der Macht‹ spricht. Und da Freud sich sicher war, dass Stuhlgang der Sex der alten Leute ist, adelt er den …« – er zeichnete Gänsefüßchen in die Luft – »›Stuhl‹ mit der Krone.«

Nun schauten die Mädels ehrlich beeindruckt. Und zwar alle drei. Paul entdeckte das Taschentuch, das der Dame aus der Tasche gefallen war im Türrahmen und sprach weiter.

»Der Künstler löst hier natürlich auch, geradezu spielerisch und doch jedem vertraut, die atmosphärische Integrität der Kunsthalle auf und bietet dem Besucher beim Verlassen ein Taschentuch an, wie um sich abzuwischen und ›Stuhl‹ zurückzulassen; sich geradezu davon zu befreien.«

»Ja«, antwortete das erste Mädel zögernd, setzte an, wie um etwas zu fragen, fing sich dann jedoch und wiederholte: »Ja …«

Paul nutzte den Moment, verabschiedete sich artig und ergänzte: »Empfehlen Sie uns Ihren Freunden und bitte« – dramatische Pause, todernster Blick – »passen Sie beim Hinausgehen auf das Taschentuchelement auf. Es darf wirklich nicht verschoben werden!«

Er drehte sich um und suchte rasch Anschluss zu seiner Gruppe, fand aber nur noch seine wartende Schwester im Foyer.

Die Führung war bereits beendet.

»Paul …«, setzte sie an.

Paul bemühte sich, einen enttäuschten Blick aufzusetzen, und fiel ihr kopfschüttelnd ins Wort.

»Diese jungen Dinger, kein Zugang zu Kunst und Kultur!« Den erstaunten Blick seiner Schwester ignorierend fuhr er fort: »Aber glücklicherweise hatte ich gut aufgepasst und konnte einen ziemlich guten Eindruck von dem Ansinnen des Künstlers vermitteln.«

Er schaute stolz. Seine Schwester wollte gerade etwas erwidern, als wie auf Bestellung eins der Mädels an ihnen vorbeilief und mit einem unüberhörbar skandinavischen Akzent »Danke nochmal, das war sehr inspirierend« flüsternd einen Kuss auf seine Wange und einen kleinen Zettel in seine Hand drückte.

»Ruf mich an, vielleicht hast du etwas Zeit, mir die Stadt zu zeigen«, rief sie ihm zu, während sie sich in Richtung der wartenden Freundinnen wandte und sich beeilte, den Anschluss nicht zu verlieren.

Paul schaute triumphierend. Seine Schwester verdrehte die

Augen und ging zum Ausgang. Ohne sich umzudrehen, sagte sie: »Du, ich, Bier, jetzt.«

In ihrer Lieblingskneipe angekommen, suchten sie sich einen Platz in der Ecke und bestellten zwei große Bier und eine kleine Pommes.

»Vielleicht sollten wir mal reden.« Lara schaute Paul besorgt an. »Mama hat mir erzählt, du …«

Paul unterbrach sie mit einem eher kläglichen Versuch.

»Och komm, können wir nicht einfach hier sitzen und Bierchen trinken? Wie Kerle das halt so tun?«

»Ich bin aber kein Kerl, sondern deine große Schwester. Und wir sitzen nicht einfach da und trinken. Wir reden und trinken.«

Paul setzte einen gequälten Gesichtsausdruck auf.

»Bitte!«, versuchte er es ein letztes Mal.

»Nein!«, antwortete seine Schwester rigoros.

Vielleicht war es gar nicht so schlecht, mit jemandem zu reden, überlegte sich Paul und ergab sich.

»Okay, frag. Ich erzähle dir, was du wissen willst.«

»Du warst im Krankenhaus«, begann Lara mit einem traurigen Blick. »Mama sagt, du hast einen Tumor.«

»Das hätte sie wohl gerne. Ich war im Krankenhaus, weil ich mich ein bisschen zu sehr besoffen habe. Simone will mich nicht heiraten und ich wohne bei Klaas auf der Couch.«

»Und du hörst Stimmen, die dir perverse Sachen befehlen.«

»Wer … was soll das denn jetzt?«

Paul erwog kurz, die Kneipe im Zorn zu verlassen, besann sich jedoch eines Besseren, als er daran dachte, wie sich dieses leckere kleine Bier wohl fühlen würde, das so stolz in seinem leicht beschlagenen Glas vor ihm stand und sich verführerisch prickelnd präsentierte.

Das konnte er nicht zurücklassen.

Und so wandte er sich wieder seiner Schwester zu.

»Du kennst doch Ivonne, die Tochter von Brigitte aus Mamas Englischkurs. Die, mit der ich immer ins Solarium gehe. Deren Schwester ist doch die Assistentin von Dr. Reingruber. Die hat mir erzählt, dass du Stimmen hörst, die dir perverses Zeug befehlen.«

Paul rang nach Luft.

»Also, erstmal ist dieses blöde Pummelchen nicht die Assistentin von Dr. Reingruber, sondern einfach nur eine redselige Tresenschlampe. Die sortiert Anrufer.«

»Das ändert nichts an deinen Problemen. Du kannst mir alles erzählen.«

Nun schaute sie geschwisterlich besorgt.

Paul sammelte sich. Er nahm einen Schluck aus seinem Glas und hob an, seiner Schwester von seinem Problem zu berichten.

»Gott spricht zu mir.«

»Gott befiehlt dir, perverse Sachen zu machen? Mit wem?«

»Nein, tut Er nicht.«

»Wer dann?«

»Niemand. Also zumindest nicht Gott.«

»Das verstehe ich nicht.«

»Lara, ich verstehe es auch nicht.«

»Spricht Er denn in einer seltsamen Sprache?«

»Das wäre nicht sehr klug, wenn man bedenkt, dass ich nicht einmal richtig Englisch verstehe.«

»Aber Er ist doch Gott. Ich hätte ja wenigstens mal gedacht, dass Er Aramäisch mit dir spricht.«

»Dann hätt' Er mir aber auch noch einen Gutschein für einen Berlitz-Kurs ›Aramäisch für Ungläubige‹ beilegen müssen. Den gab's aber nicht. Gab nur Haare und Bart.«

»Hmm, komisch. Als Kind hab ich immer angenommen, Gott spricht wie Samson aus der Sesamstraße. Spricht Gott wie Samson aus der Sesamstraße?«

»Nein, Er klingt eher ein bisschen wie Olli Dittrich, aber in tief. Eigentlich ganz nett.«

»Echt? Krass. Und ist das so, wie du es dir vorher vorgestellt hast?«

»Ich habe ehrlich gesagt noch nie darüber nachgedacht, wie Gott wohl spricht. Im Allgemeinen tut Er das ja wohl auch nicht sehr oft. Und eigentlich bin ich eher davon ausgegangen, dass sich die andere Seite meldet.«

Lara starrte gedankenverloren in ihr Bierglas.

»Olli Dittrich ... so als Dittsche oder als er selbst?«

»Als er selbst. Komm, lass uns bitte über was anderes reden.«

»Wieso? Erzähl ihr doch von mir«, dröhnte die Stimme erstmals an diesem Tag.

Paul schaute irritiert.

»Sagt Er gerade was?«, fragte seine Schwester.

»Ja«, dröhnte die Stimme.

»Nein«, sagte Paul.

»Wohl«, widersprach Lara.

»Die Kleine ist klüger, als man anhand ihrer Passion für Gel-Nägel annehmen würde – ist mir gut gelungen«, dröhnte die Stimme.

»Frag Ihn, ob ich Nils heiraten werde!«

»Du wirst Nils nicht heiraten, er ist ein Vollidiot und nicht nett zu deinem Bruder. Außerdem ist sein Pimmel zu klein geraten. War ein Versehen. Er ist ein Montagsmodell«, antwortete Paul.

»Du lügst«, protestierte Lara.

»Tatsächlich wird Nils Ivonne heiraten«, dröhnte es.

Paul schaute verblüfft.

»Hat Er das wirklich gesagt?«, fragte Lara zögerlich. »So klein ist er nun auch wieder nicht.«

»Danke für die Info«, scherzte Paul. »Und nein, wir geben hier keine Lebensberatung.«

»Aber er weiß es?«, hakte Lara nach.

»Er sieht alles und weiß alles«, raunte Paul verschwörerisch, einen finsteren Blick aufsetzend. »Aber ich hoffe, Er schaut ab und zu mal weg.«

Lara setzte an, ihre Hände vor der Brust zu verschränken, brach aber ab, als sie die Sinnlosigkeit erkannte.

»Kinder!«, dröhnte es in Pauls Kopf.

Lara begann an sich herunterzuschauen.

»Ich bin eh sauer auf Ihn. Meine linke Brust ist kleiner als die rechte und schaut nach unten.«

Paul schaute fassungslos.

»Bitte« – er hielt sich die Ohren zu – »das sind viel, viel, viel zu viele Informationen.«

Mühsam die Bilder im Kopf verdrängend murmelte Paul »Hundewelpen, Hundewelpen, Hundewelpen« und entfernte seine rechte Hand nur kurz vom Ohr, um der Kellnerin zuzuwinken, ihm ein weiteres Bier zu bringen.

Seine Schwester rückte ein Stück näher.

»Was will Er?«

»Wenn ich das wüsste«, antwortete Paul wahrheitsgemäß. »Auf jeden Fall macht Er wohl gern mal ein Späßchen, sonst hätte Er wohl kaum dich ausgesucht. Ich meine, tausende Menschen bitten Ihn jeden Tag um eine Unterhaltung – und die haben keine komplette Sammlung ›Pimmelpiraten 1–7‹ unterm Bett versteckt.«

»Es gibt nur sechs Teile! Also, hab ich gehört«, warf Paul eine Spur zu schnell ein.

Lara schaute ihn skeptisch an.

»Naja, ach, die alten Dinger! Ich mein, ich war fünfzehn. Die hab ich mittlerweile alle weggeschmissen.«

»Hast du nicht«, ermahnte ihn die Stimme.

»… also verschenkt«, korrigierte sich Paul.

»Hast du auch nicht«, durchdrang es erneut seine Gedanken.

»… ich habe sie zumindest ewig nicht gesehen und auch keine Ahnung, wo sie sind.«

»In eurem Videorekorder. Was wohl passiert, wenn Simone den anmacht?«, fügte die Stimme in Pauls Kopf hinzu.

Pauls Gesichtsfarbe wechselte von leicht errötet zu pavianunterleibspink.

Flehend wandte er sich an seine Schwester: »Okay, seien wir ehrlich. Du musst in die Wohnung und Simone irgendwie ablenken. Dann nimmst du besagte Videokassette aus dem Rekorder und wirfst sie weg.«

Nun war es Lara, die irritiert schaute.

»Beauftragst du mich gerade damit, deine Pornos aus eurem Videorekorder zu klauen? Du hast gerade noch meinen Freund beschimpft.«

Paul sah Lara flehend an.

»Bitte?«

»Na, toll. Der Hundeblick.«

»Jetzt gleich?«, bat Paul, der fürchtete, dass Simone vielleicht einen Videoabend einlegen könnte und das dann erscheinende Standbild sie nicht unbedingt zurück in seine Arme treiben würde.

Lara zögerte.

»Na gut. Aber nur, wenn du irgendwas unternimmst.«

»Was unternehmen? So Hansa-Park-mäßig?«, erkundigte sich Paul.

Lara schaute ihn genervt an.

»Nein. Du gehst zu diesem Psychotherapeuten, den Dr. Reingruber dir empfohlen hat. Versprich es!«

Lara war anscheinend bestens informiert.

Sie nahm ihr Handy in die Hand und wählte die Nummer von Simone.

»Letzte Chance«, triumphierte sie, das Handy mit einer schwingenden Handbewegung ans Ohr führend.

»Ja. Mach ich«, seufzte Paul.

»Ach, hallo Simone! Ja, ich bin's, Lara! Wie geht's dir denn so? Och ja? Hmm, ja. Ich hab gerade auch Stress mit Nils. Ja, ist immer blöd. Er hat keinen kleinen! Sag mal, hat Paul das gesagt?« Ein böser Blick führte zu einem entschiedenen Kopfschütteln Pauls. »Du, ich bin zufällig gerade in der Nähe, war mit Paul in der Kunsti. Der Depp ist schon wieder los. Jungskram mit Klaas. Ich kauf 'ne Pulle Möt und komm zu dir? Über Paul reden, ja … Wieso? Ja, die kenn ich. Mit deren Schwester geh ich immer ins Solarium. Echt, Paul? Ach … perverse Sachen? Stimmen? Hammer! Das musst du mir erzählen, bis gleich.« Sie legte auf. »Ich krieg dann zwanzig Euro für ein bisschen was zu trinken, mein Herzchen«, lachte Lara Paul an. »Und denk dran. Morgen gehst du zum Therapeuten.«

»Eins wäre da noch …« Paul schaute zerknirscht und hielt ihr einen 20-Euro-Schein hin. »Wenn du sowieso schon da bist: Könntest du bitte auch den Browserverlauf löschen?«

Lara zischte ein »Pfft«, nahm das Geld, sah ihn eindringlich an und sagte: »Therapeut. Du. Morgen.«

Dann verschwand sie.

Paul bestellte noch ein Bier, vergrub den Kopf in den Händen und murmelte: »Womit hab ich das verdient? Womit?«, bevor er begann, den Kopf auf den Tisch zu schlagen.

Als er wieder aufblickte, bemerkte er die irritierten Blicke der anderen Gäste und beschloss, das künftig in die Wirres-Gemurmel-Performance in Wartezimmern einzubauen.

Simone öffnete Lara mit einem Grinsen die Tür.

»Willkommen im Club!«

Glücklicherweise fiel Lara gleich wieder der ›Streit‹ mit Nils ein, den sie vorgeschoben hatte und erwiderte: »Ja. Hochexklusiv, dieser Club, aber anscheinend wird jede Frau irgendwann Mitglied.«

Gut organisiert wie Lara war, hatte sie auf dem Weg zu Simone in der Videothek angehalten und ›Liebe braucht keine Ferien‹ ausgeliehen. Die Kassette durch die Luft schwingend rief sie lachend »Schnulzenabend!«, drückte Simone die Flasche Moët & Chandon in die Hand und schob sie Richtung Küche.

»Du machst schon mal den Möt klar, ich die Glotze!«, rief sie freudig und murmelte in sich hinein: »Videorekorder … Wer zum Teufel hat denn heute noch Videorekorder? Kann Paul seine Pornos nicht wie jeder normale Mensch im Internet gucken?«

Sie fummelte verzweifelt am Videorekorder herum. Das kleine Lämpchen sprang auf grün und der Fernseher schaltete automatisch auf den Videokanal. Lara schaute gleichermaßen fasziniert wie irritiert auf den Bildschirm und versuchte, in dem Knäuel aus Körperteilen eine Ordnung zu erkennen.

›Bisschen wie die Kunsthalle heute‹, dachte sie und drückte einfach mal alle Knöpfe, die sich so anboten.

Das Standbild begann, sich zu bewegen. Der Film lief.

Auf dem Flur hörte sie Simone, ein Tablett mit Gläsern und Knabberzeug balancierend zurückkommen.

»Mit Eis, bitte! Ich brauche unbedingt Eis im Möt«, rief Lara ihr zu.

Doch es war bereits zu spät.

»Was genau ist das für ein Film?«, fragte Simone.

»Ein Liebesfilm«, antwortete Lara peinlich berührt und fügte nach einer Pause hinzu: »Offensichtlich.« Mit einem verlegenen Lächeln stammelte sie: »Ob die sich am Ende kriegen?«

Simone sah ein bisschen so aus, als hätte auch sie gerade Stimmen gehört und antwortete: »Naja, dann kann das Ende ja nicht mehr weit sein. Anscheinend kriegt er sie. Und der auch.« Sie legte den Kopf schräg. »Und der … auch? Ach neh, das ist 'ne Frau.«

Lara versuchte, die peinliche Situation zu überspielen: »Ich dachte, wir schauen mal den Kram, den die Kerle immer gucken, vielleicht verstehen wir sie dann besser.«

»Hmm, da hättest du aber etwas anderes holen sollen. Das ist Pimmelpiraten 6. Den kenn ich schon. Den vergisst Paul immer im Videorekorder und ich räum ihn dann in die Kiste unter seinem Bett, damit die Putzfrau nicht aus Versehen mal den Fernseher anmacht und nen Herzinfarkt kriegt.«

»Ach, echt? Und das nimmst du so entspannt?«

»Klar, du solltest erstmal seinen Internetverlauf sehen. Aber dann geht er wenigstens nicht fremd. Aber mal ehrlich: Wenn du nicht vorhast, mich irgendwie zu verführen, würde ich sagen, wir gucken etwas anderes. Nichts gegen dich, aber die hier« – sie deutete auf die Flasche Moët – »reicht da auch nicht aus.«

Simone drückte einen Knopf und die Videokassette kam aus dem Rekorder. Lara schnappte sie sich, legte stattdessen ›Liebe braucht keine Ferien‹ ein und trank ihr erstes Glas auf ex.

»Einen Versuch war's wert«, murmelte sie grinsend und war heilfroh, dass sie so sauber aus der ganzen Sache herausgekommen war.

»Alles sauber«, simste sie Paul, der in diesem Moment bereits wieder eingerollt wie ein Igel auf Klaas' unbequemen Sofa eingeschlafen war.

»Sie wollen mir also erzählen, dass Gott Paul geholfen hat, seine Pornos vor seiner Exfreundin zu verstecken?«, hakte Pater Martin irritiert nach.

»Ich denke, die Botschaft an dieser Stelle ist weniger, dass Er Paul geholfen hat, seine Pornos zu verstecken. Wie wir gehört haben, ist das ja auch nicht passiert. Überhaupt musste Paul einfach nur feststellen, dass Gott tatsächlich alles sieht und weiß. Und interessanterweise ist es Paul peinlicher, dass seine Exfreundin intime Details über ihn wissen könnte als Gott«, erwiderte Dr. Baumann.

»Naja, wenn jemand automatisch alles über uns weiß, alles, was wir je getan haben und tun werden, hat es ohnehin wenig Sinn, irgendetwas verstecken zu wollen. Und das unterstützt zusätzlich den Gedanken, dass Gott Humor haben sollte. Ich meine, Er kennt schließlich jede Versuchung, jede Not und jede Freude, die Menschen jemals erlebt haben. Das wird sicher auch Verständnis für uns Menschen in ihm ausgelöst haben«, überlegte Pater Martin laut.

»Es gibt Ihn also doch?«, fragte Dr. Baumann.

»Ich habe nie behauptet, dass es Ihn nicht gibt, ich äußerte nur meine Zweifel. Und wenn ich ehrlich bin, ist es vermutlich weniger, dass ich nicht an Seine Existenz glaube. Ich denke, ich bin einfach sauer auf Ihn«, antwortete Pater Martin. »Darf man sauer auf Gott sein?«

Dr. Baumann nickte.

»Natürlich. Also aus therapeutischer Sicht spricht zumindest nichts dagegen. Ist ja auch eine potenziell bindungserzeugende Emotion – kommt halt auf Ihre Aggressionsform an.«

»Wissen Sie, manchmal würde ich mich sogar freuen, wenn Gott mir eine Strafe zukommen ließe, denn auch das wäre ja ein Beweis, dass Er existiert und mich sieht«, sinnierte Pater Martin.

»Na, dann stellen Sie sich seine Abwesenheit doch einfach als Strafe vor«, schlug Dr. Baumann vor. »So, als hätte Gott Sie ohne Abendessen ins Bett geschickt. Weil Sie böse waren. Weil Sie zweifelten. Und nun liegen Sie in Ihrem Zimmer herum und fragen sich, warum Er Sie nicht erlöst. Und Fernsehverbot haben Sie auch noch, können also nur denken. Das ist blöd, wie?«

»Naja, das klingt jetzt schon ein bisschen kindisch«, wandte Pater Martin ein.

»Ein ›Ich will, dass Papa mir zeigt, dass er da ist‹ klingt allerdings nicht wesentlich weniger kindisch«, gab Dr. Baumann zu bedenken.

»Aber wenn ich versuche, mit ihm zu sprechen, Er mich aber ignoriert – dann kann ich doch zu Recht enttäuscht sein«, merkte Pater Martin an.

»Nun, das kommt darauf an. Erstens würden Sie sich vielleicht doch auch ärztliche Hilfe holen, wenn Gott Ihnen antwortete, und zweitens ist vermutlich schon die Auseinandersetzung mit einer Instanz wie Gott hilfreich. Albert Schweizer sagte einmal ›Gebete ändern die Welt nicht. Aber Gebete ändern die Menschen. Und die Menschen verändern die Welt.‹«

»Das hat er sehr schön gesagt«, schmunzelte Pater Martin.

»Ja, nicht wahr?«, bestätigte Dr. Baumann. »Am Ende ist es doch so: Warum sollte Gott uns mit Verstand versehen haben sowie der Möglichkeit, alles zu hinterfragen, wenn Er uns verurteilt, sobald wir ihn benutzen? Und das Hinterfragen einer Instanz, die Intellekt verteilt, ist doch eigentlich die logische Schlussfolgerung. Wenn Gott gewollt hätte, dass wir alle nur auf festen Bahnen vor uns her leben, hätte Er uns keine Gehirne gegeben, sondern Schienen.«

Die beiden Männer sahen eine Weile schweigend auf die Straße.

»Ich glaube, ich erzähle Ihnen jetzt mal, wie Paul zu meinem Kollegen kam, der ihn schließlich zu mir schickte. In dem Kapitel erfahren wir auch, wie es mit Leevke und Paul weitergeht«, sagte Dr. Baumann und begann zu lesen.

Pflichtbewusst und in der Schuldigkeit, dass seine Schwester ihn aus der Porno-Misere rettete, hatte Paul am Vorabend noch bei Gerald Wolf, dem ›Jesus-Therapeuten‹, aufs Band gesprochen und unter Verweis auf Dr. Reingruber um einen zeitnahen Termin gebeten.

Am nächsten Morgen wurde Paul gegen elf Uhr vom wiederholten SMS-Piepsen seines Handys geweckt. Vier verpasste Anrufe, eine Mailboxnachricht und eine SMS von Lara.

»Alles sauber!« Paul schickte einen kurzen Dank zum Himmel.

»Das war ich nicht«, dröhnte die Stimme. »Aber lustig anzusehen war es.«

»Schön. Du bist also noch da«, seufzte Paul resigniert.

»Ja. Deine Mailbox brauchst du gar nicht abzuhören. Herr Wolf hat angerufen: Er bittet dich, heute um zwei zu seiner Gruppe zu kommen. Da schaue ich auch ab und an mal zu. Ist ganz unterhaltsam.«

»Bitte sag mir doch einfach, was ich tun muss, damit du wieder weg bist.«

»Du hast eine ganz einfache Aufgabe: Sorge dafür, dass Liebe und Frieden in die Welt kommen. Und schon bist du mich los. Vorerst zumindest. Irgendwann sehe ich Euch ja alle wieder.«

»Würdest du es mir nachsehen, wenn ich nicht zu dieser Gruppe gehe?«

»Ich schon, aber Lara … Die könnte da etwas weniger nachsichtig sein.«

»Nun ja, das könnte ja unter uns bleiben und Lara müsste es nie erfahren.«

»Du schlägst mir allen Ernstes vor, deine Mission ›Mehr

Liebe in die Welt bringen‹ mit einer Lüge zu starten, und denkst, ich unterstütze das? Geh doch mal an dein Telefon.«

»Es klingelt nicht …«

»Wohl.«

In diesem Moment klingelte Pauls Handy und Lara lächelte ihn vom Display an.

»Hallo Schwester! Vielen Dank nochmal wegen gestern.«

»Paul, kein Geschleime! Du gehst doch zu diesem Jesus-Therapeuten, oder? Ich hatte da gerade so ein blödes Gefühl.«

Paul schaute nach oben, hielt die Hand vor den Hörer und murmelte: »Na, danke.«

Lächelnd setzte er erneut an: »Lara, na klar! Wie könnte ich da nicht hingehen? Ich hab's dir doch versprochen! Deshalb muss ich jetzt los. Ich hab irgendwie verschlafen.«

Er legte auf, schwang sich unter die Dusche, stutzte den Bart, den er mittlerweile eigentlich ganz stylisch fand, und fuhr zum Frühstück erst einmal zu McDonald's.

»Ihre Bestellung, bitte«, flötete die pickelige Bedienung in ihrem gestreiften Hemd über den Tresen.

»Einmal das Hamburger Royal TS Menü in groß, nochmal extra große Pommes, ein 6er Chicken McNuggets mit süßsaurer Sauce und ne Cola light.« Er zwinkerte der Dame zu. »Kalorien sparen, wo man kann.«

»Mitnehmoderhieressen?«, fragte sie unbeeindruckt.

»Hier essen«, antwortete Paul und kramte in seiner Tasche nach Kleingeld, fand dabei einen zerknüllten Zettel, den er mit auf das Tablett warf, und trug seine frisch gejagte Mahlzeit zum Platz.

Dort angekommen entknüllte er das Stück Papier und identifizierte es als den Notizzettel, den ihm das Mädel in der Kunsthalle zugesteckt hatte. Darauf stand: ›Ruf mich an – Leevke‹ und ihre Handynummer.

›Was soll's‹, dachte sich Paul und schickte Leevke eine SMS: ›Hallo Leevke, hier ist Paul aus der Kunsthalle. Wann sehen wir uns wieder?‹

Gleich nach dem Absenden hätte er sich am liebsten selbst an den Kopf geschlagen. ›Paul aus der Kunsthalle‹ klang wie ›Oskar aus der Mülltonne‹ oder ›Mork vom Ork‹. Doch bevor er sich weiter Gedanken machen konnte, kam schon Leevkes Antwort.

»Wie wär's um 18 Uhr vor der Kunsthalle?«

Paul bestätigte den Termin und begann, sich zu ärgern. Vor der Kunsthalle. Klang nicht gerade wie der Beginn einer rauschenden Partynacht. Nun gut. Er zuckte mit den Schultern. Zu verlieren hatte er auch nichts.

Nach dem kräftigenden Frühstück erreichte er die Praxisräume fast auf die Minute genau.

»Ah, der Auserwählte«, begrüßte ihn Herr Wolf.

Paul schaute ihn böse an.

»Sehr lustig.«

Paul und Herr Wolf nahmen in einem kleinen Behandlungszimmer Platz und der Therapeut schaute seinen Patienten mit überschlagenen Beinen und aufmerksamem Blick an. Er faltete die Hände. Paul wusste nicht genau, was er tun sollte. Als sich auch nach gefühlten Minuten nichts im Gesicht seines Gegenübers regte, beschloss Paul, in die Offensive zu gehen.

»Echt jetzt? Dafür werden Sie bezahlt? Ich dachte immer, das wären nur Scherze.«

»Aha«, sagte Herr Wolf. »Das beschäftigt Sie also.«

»Ja«, antwortete Paul mit ernster Miene. »Das und Fußball. Täglich. Manchmal auch nachts. Nachts spielen allerdings auch Brüste und Nacktheit einen wesentlichen Part in meinen Gedanken.«

Herr Wolf verzog sein Gesicht zu einem verunglückten Grinsen.

»Ja, der Kollege Reingruber hat mir schon berichtet, dass Sie ein lustiges Kerlchen sind. Erzählen Sie doch einmal, was in letzter Zeit so los war in Ihrem Leben.«

Herr Wolf lehnte sich zurück und lächelte Paul auffordernd zu.

Paul überlegte kurz, setzte dann zu einer Erklärung an.

»Naja, eigentlich nichts Besonderes. Sie wissen ja, wie das ist: Man lebt so vor sich hin, macht seiner Freundin einen Heiratsantrag, die lehnt ab. Darauf trifft man seinen besten Freund, betrinkt sich ein bisschen, wacht im Krankenhaus auf, der liebe Gott findet das nicht angemessen und spricht zu einem. Hören Sie vermutlich öfter.«

»Tatsächlich nicht«, erwiderte der Therapeut. »Aber das macht ja nichts. In der Akte von Dr. Reingruber habe ich noch etwas von Drogen und dem Versuch, einen Polizisten zum Geschlechtsverkehr zu überreden, gelesen. Darüber hinaus berichtet die Sprechstundenhilfe des Kollegen, die Stimme in Ihrem Kopf verlange von Ihnen, perverse Dinge zu tun. Was ist das genau?«

»Also diese pummelige Telefonmaus Ihres Kollegen geht mir langsam extrem auf den Sack. Außerdem dachte ich, der Polizist sei eine Frau.« Paul war inzwischen doch ein bisschen besorgt, dass sein guter Ruf in den Schmutz gezogen werden könnte.

»Ich merke schon, mit Frauen gibt es das eine oder andere Thema. Wann haben Sie das erste Mal bemerkt, dass Ihnen Ihre latente Homosexualität Probleme bereitet?«

»Hören Sie mal, dieser Polizist hatte größere Brüste als meine Freundin!«, startete Paul einen weiteren Klärungsansatz.

»Und Sie mögen Brüste«, konstatierte Herr Wolf. Er setzte einen ernsten Blick auf. »Erzählen Sie mir von Ihrer Mutter.«

Paul wurde langsam gereizt.

»Natürlich mag ich Brüste. Aber das hat nichts, aber auch gar nichts mit meiner Mutter zu tun.«

»Natürlich nicht«, antwortete der Therapeut, eine Spur zu schnell.

Paul schaute ihn argwöhnisch an. Doch Herr Wolf machte keine Anstalten, noch etwas hinzuzufügen.

Also begann Paul erneut: »Und jetzt höre ich diese Stimme; es ist Gott. Und ich soll dafür sorgen, dass Liebe und Frieden in die Welt kommen.«

Paul merkte, dass ihm das Ganze zu ernst wurde. Er setzte einen überraschten Blick auf und tat so, als würde er angestrengt lauschen.

»Jetzt spricht er wieder.«

»Ach ja, was sagt er denn?«

»Er sagt, Sie sollen Ihre eigenen Probleme mit Ihrer Homosexualität nicht mir aufzwingen. Ach. Jetzt sagt Er noch was: Ihre Cordhose … gefällt Ihm nicht. Und da hat Er recht, die geht gar nicht.«

Herr Wolf lächelte süffisant.

»Ich verstehe. Wissen Sie, der Grund, warum ich Ihnen so schnell einen Termin gegeben habe, ist der, dass ich heute um fünfzehn Uhr eine Gruppe leite, die sich zweimal im Monat trifft. Dort werden Sie Personen kennenlernen, die ähnliche Erfahrungen gesammelt haben wie Sie.«

»Die mögen auch Brüste? Toll! Ich könnte da noch mehr Jungs mitbringen.«

»Es geht eher um Ihre Idee, Gott spräche zu Ihnen.«

»Das ist keine Idee. Er tut es.«

»Ja. Deshalb ja.«

Herr Wolf stand auf, ging zu einer Tür und machte eine einladende Handbewegung. Paul folgte ihm.

Im Nebenraum befanden sich bereits zwei weitere Personen. Der Therapeut begrüßte beide mit einem freundlichen Händeschütteln und setzte sich auf einen freien Platz im Stuhlkreis.

»Vielleicht nehmen Sie sich die Zeit, sich gegenseitig kennenzulernen, bevor die beiden anderen kommen.«

Er machte eine auffordernde Geste in Richtung der beiden anderen Patienten.

»Herr Schneider, vielleicht wollen Sie den Anfang machen?«

Herr Schneider, ein circa fünfundvierzigjähriger, asketischer Typ mit langen Haaren und wallendem Bart, setzte sich in seinen Sandalen in Bewegung. Paul hoffte, dass sein zerrockt aussehender Pullover nicht so roch, wie er aussah.

»Hallo, mein Freund«, sagte Herr Schneider.

Er nahm Pauls Hand und hielt sie etwas zu lange und etwas zu fest in seinen weichen Händen.

»Ich bin Jesus.«

Paul war irritiert.

Noch schlimmer wurde es allerdings, als der zweite Patient auf ihn zukam. Ein dicker kleiner Mann mit Glatze und Schnauzbart.

»Hör nicht auf ihn, er ist krank. Vater hat ihn einer schweren Prüfung ausgesetzt. Aber alles wird gut. Mein Name ist Jess. Ich bin der Sohn Gottes auf Erden und bringe den Frieden. Fürchte dich nicht!«

Der dicke kleine Mann wartete keinerlei Reaktion ab und umarmte Paul herzlich. Herr Schneider indes wandte sich mit einem lauten Zischen ab und richtete den Blick gen Himmel.

»Vater, bring dem armen Tropf doch bitte endlich deinen Frieden. Gerne den ewigen.«

Nach diesem Begrüßungsritual nahmen die drei im vorbereiteten Stuhlkreis Platz und schwiegen.

»Kann einer von euch fliegen oder sowas?«, begann Paul ein Gespräch.

Herr Schneider winkte ab und zischte erneut. Er wirkte gelangweilt und Paul kam es vor, als habe er eine deutlich zu intime Frage gestellt. Der dicke kleine Mann jedoch schaute versöhnlich und legte seine klobige, kleine Hand auf Pauls Knie.

»Er kann es nicht. Und ich werde es jetzt nicht vormachen. Du sollst glauben, nicht wissen.«

In diesem Moment öffnete sich die Tür und ein junger Mann in rosa Hosen und einem hellblauen T-Shirt betrat den Gruppenraum.

»Liebe«, rief er und bewegte seine Hände, als segne er die Anwesenden.

Er umarmte alle anderen Gruppenteilnehmer auf sehr engagierte Art und Weise, bis auf Herrn Wolf, der eine abwehrende Handbewegung machte und eine dringende Suche in seiner Aktentasche vortäuschte.

»Nun fehlt nur noch Herr Kaiser. Würden Sie ihn bitte anrufen?«, fragte Herr Wolf in die Runde.

Herr Schneider kramte umständlich ein altes Mobiltelefon aus dem ledernen Beutel, den er um die Hüfte trug, und wählte eine Nummer.

»Hallo Kai! Wir sitzen hier in der Gruppe und warten auf dich … Ja … Lieber Jesus, wir sitzen hier in der Gruppe und warten auf dich. Ach so. Ja, richte ich aus.« Er wandte sich wieder der Gruppe zu. »Kai sagt, wir sollen ganz entspannt bleiben. Er kann heute nicht persönlich erscheinen, aber wann immer drei in seinem Namen versammelt sind, sei er ja unter ihnen … Ich halte das für eine miese Ausrede. Seine Mutter kocht heute Klöße.«

»Nun, dann fangen wir an.« Herr Wolf rieb sich die Hände. »Wie ist es Ihnen in den letzten Tagen denn so ergangen?«

Jetzt sah Paul den richtigen Moment für eine Klarstellung gekommen.

»Ich glaube, ich bin hier falsch«, sagte er, sich bereits aus seinem Stuhl erhebend.

Eine beruhigende Handbewegung von Herrn Wolf ließ ihn zurück auf seinen Stuhl fallen.

Der bunt gekleidete Patient sah ihn verständnisvoll an.

»Paul, du bist hier, weil du ein Problem hast. Sprich mit uns. Teile deine Gefühle, lass uns an deiner Liebe teilhaben.«

»Das letzte Mal, das ich jemanden an meiner Liebe teilhaben lassen wollte, wurde ich verhaftet«, erklärte sich Paul.

Herr Wolf schaute in die Runde und fügte mit ruhigen Worten hinzu: »Herr Möhrenmann hat versucht, einen Polizisten zum Geschlechtsverkehr zu überreden.«

Herr Schneider schaute entsetzt.

»Das gefällt Vater gar nicht. Du versündigst dich am eigenen Geschlecht?«

Der dicke kleine Mann setzte ein verblüfftes Gesicht auf.

»Was soll ihm denn daran missfallen, wenn es ein Moment der Liebe ist?«.

Der buntgekleidete Patient sah sein Stichwort gekommen.

»Liebe! Sie durchbricht alle Grenzen und macht uns alle gleich.«

»Ich habe einfach nur gedacht, der Polizist sei eine Frau. Er hatte größere Brüste als die meisten Frauen, die ich kenne«, gab Paul zu bedenken.

»Brüste«, wiederholte Herr Schneider anerkennend.

»Komm an meine Brust!«, bot der bunte Mensch an.

Paul lehnte dankend ab.

»Warum glaubst du, ich zu sein?«, fragte der kleine dicke Mann, das Thema wechselnd.

Paul schaute irritiert, setzte aber tatsächlich zu einer Antwort an, als Herr Wolf ihn lächelnd und auffordernd anblickte.

»Ich glaube zunächst einmal gar nix. Ich bin Paul. Und unangenehmerweise hat Gott – oder wer auch immer mit einer dunklen Stimme in meinem Kopf rumröhrt und es als seine Aufgabe sieht, kleine Pauls zu ärgern – mir den Auftrag erteilt, Liebe und Frieden in die Welt zu bringen. Ich würde momentan alles tun, um das wieder loszuwerden. Meine Messias-Ambitionen waren von jeher äußerst gering ausgeprägt und ich glaube fest an die Worte von Peter Parkers Onkel Ben: ›Aus großer Kraft folgt große Verantwortung‹. Und Verantwortung mag ich nicht. Nix für mich, das Ganze. Hätte Gott meine Mutter gefragt, um Referenzen einzuholen, würde er das sicher auch so sehen. Die kann ziemlich gut erklären, warum man mir in der Schule nicht einmal den Kreideholdienst anvertraut hat.«

»Deine Mutter meint es nur gut«, warf Herr Schneider besänftigend ein.

Herr Wolf sah seine Chance gekommen und machte wieder eine beschwichtigende Geste, als er bemerkte: »Was für ein schöner Moment, um über Mütter zu sprechen.«

»Ich habe keine Mutter«, widersprach Herr Schneider. »Ich habe nur einen Vater – den gütigen Vater im Himmel.«

Der kleine dicke Mann verdrehte die Augen und sah resigniert zu Boden.

Paul hatte genug.

»Ich muss weg. Ruft mich doch bitte an, wenn es wieder um Brüste geht.«

Er sprang auf und verließ den Raum.

»Was bitte war das denn?«, murmelte er, bestieg den Bus und fuhr zu Klaas.

Dieser saß mit einem Bier bewaffnet auf dem Sofa und begrüßte ihn freudig.

»Na, kleiner Jesus, wie läuft die Rettung der Welt denn so?«

»Leck mich«, antwortete Paul. »Heute geht es erst einmal um die Rettung meines Sexuallebens. Habe da neulich ein Mädel kennengelernt, das will sich heute Abend mit mir vor der Kunsti treffen.«

»Vor der Kunsti?«, blökte Klaas und verzog das Gesicht. »Klingt jetzt nicht so nach Halligalli-Drecksauparty.«

»Wer weiß«, antwortete Paul und dachte an seine Lieblingsszene aus Pimmelpiraten 3, in der die Kunstkuratorin den Studenten vernaschte.

»Naja, Brille ab, Haare auf und ab geht's!«

»Ich kenn den Film auch«, sagte Klaas, »und es ist ein Film. Ihr werdet vermutlich eine langweilige Ausstellung besuchen und danach noch auf einen Jasmintee zum Japaner gehen. Viel Spaß!«

Paul ignorierte die Einwände seines besten Freundes und suchte zwischen dem ›dreckig‹- und dem ›dreckig, aber geht noch‹-Stapel ein paar halbwegs frische Klamotten, schwang sich unter die Dusche und zog seine Ausgehunterwäsche an.

Als Paul kurz darauf mit leichter Verspätung eintraf, wartete Leevke bereits vor der Kunsthalle und sah umwerfend aus.

»Ah, der Kunstkritiker!«

Paul lächelte verlegen.

»Nun ja, ich interessiere mich für viele Sachen.«

Nach kurzer Besprechung beschlossen sie, eine nahegelegene Kneipe aufzusuchen. Die aktuelle Ausstellung hatten ja beide bereits gesehen.

Ohne Umschweife bestellte Leevke mit ihrem bezaubernden skandinavischen Akzent zwei große Bier.

Paul schaute kurz in Richtung Himmel und flüsterte: »Danke, Mann!«, bevor er mit Leevke anstieß und die beiden für mehrere Stunden nicht mehr aufhörten, über Gott, die Welt und alles, was dazwischen kreuchte und fleuchte, zu reden.

Paul lauschte begeistert, als Leevke ihre Geschichte erzählte. Sie war seit zwei Monaten in Büdelsdorf und würde noch weitere zehn Monate als Au-pair-Mädchen bei ihrer zugeteilten Familie bleiben. Sie stammte aus einem kleinen Dorf in Norwegen und hatte Kunstgeschichte studiert, was Paul etwas unangenehm war, wenn er an die Umstände ihres Kennenlernens dachte. Ihr Exfreund, ein dänischer Bauingenieur, hatte im Rahmen eines Projektes in Goa seine Liebe zu bewusstseinserweiternden Drogen und freier Liebe entdeckt – sie hatte aber keinerlei Interesse daran gezeigt, ihn bei der Pflege dieser Hobbys zu unterstützen. Um den Kopf freizubekommen und neu anzufangen, hatte sie sich spontan in einer Agentur für Au-pair-Mädchen beworben und gehofft, eine Stelle in New York oder London zugewiesen zu bekommen. Als sich die einzige freie Stelle in Deutschland anbot, hatte sie, ohne zu zögern, Ja gesagt und war nun – in Büdelsdorf.

»Büdelsdorf wird auch nicht umsonst ›Big Apple Schleswig-Holsteins‹ genannt«, witzelte Paul.

Die Zeit verging wie im Fluge und so kam irgendwann die Wirtin an den Tisch, um die baldige Schließung anzukündigen. Erst jetzt fiel Paul auf, dass es keine Störung durch die Stimme in seinem Kopf gegeben hatte. Den ganzen Abend nicht. Bevor er jedoch den Gedanken vertiefen konnte, schlug Leevke vor, an der Tankstelle noch einen Absacker zu trinken. Und so saß Paul schon wieder an der Tankstelle am Ortseingang von Büdelsdorf und trank Sekt. In der Ferne konnte er den Turm der Nikolaskirche sehen und fühlte sich das erste Mal seit Tagen richtig gut.

»Bringst du mich noch nach Hause?«, fragte Leevke irgendwann. »Im Sonnenstudio hat mir die Solarienfachkraft neulich erzählt, dass ein Verrückter in Büdelsdorf rumläuft. Er hört Stimmen, die ihm befehlen, Leute umzubringen und perverse Sachen zu machen.«

Pauls Gesichtszüge entgleisten.

»Ach, das hat die sich bestimmt nur ausgedacht.«

»Glaube ich nicht. Sie meinte, ihre Schwester sei die Sprechstundenhilfe von dem Psychiater, der diesen Typen betreut. Sie hatte richtig Angst, als die ihr erzählte, dass der Typ ganze wirre Augen hat und gerne wild zuckend vor sich hin murmelt. Meine Freundin Katharina arbeitet bei der Zulassungsstelle, die wusste auch gleich, wer gemeint ist.«

Paul legte den Arm um Leevke und sagte: »Fürchte dich nicht, ich passe auf dich auf!«

Und dann küssten sie sich.

Paul brachte Leevke anschließend artig nach Hause, versicherte ihr unterwegs mehrmals wort- und gestenreich, dass kein Verrückter ihr zu nahe käme, solange er auf sie aufpasste, und konnte so noch einen weiteren Kuss an der Tür ergattern.

Die beiden Mädels im Haus warteten bereits auf Leevke und sahen sie mit großen Augen an.

»Uuund?«, fragte Klara, ohne Zeit für eine Begrüßung zu verschwenden.

»Wie war er?«, fügte Rosalie hinzu.

»Der ist sooo süß«, jauchzte Leevke.

»Das sagst du? Du als Kunsthistorikerin? Wir hatten doch schon geklärt, dass er totalen Schwachsinn erzählt hat«, warf Klara ein.

»Ja, was ein Scheiß, Oida« stimmte Rosalie zu.

»Aber er ist der erste Kerl in Büdelsdorf, der mich zum Lachen gebracht hat. Außerdem nimmt er sich selbst nicht so ernst. Das ist unglaublich sexy. Und er wirkt auf eine so angenehme Art verwirrt. Wie ein kleines Hündchen, das in irgendeine Ecke gekackt hat, und jetzt hofft, dass man das Häufchen nicht findet.«

Leevke blickte in zwei fassungslose Gesichter.

Ohne ein weiteres Wort schenkte sie sich ein Glas Sekt ein und leerte es auf ex.

BUSHALTESTELLE ›NIKOLASKIRCHE‹ 16:37 UHR

»Ich nehme an, Paul hat Klaas die Geschichte etwas anders erzählt. Wieso ist es denn nur bei einem Kuss geblieben? Reißt er sich jetzt doch zusammen?«, fragte Pater Martin. »Das sieht dem Paul, den ich bisher kennenlernen durfte, eigentlich gar nicht ähnlich. Und außerdem ist das doch nicht schlüssig. Alles Friede, Freude, Eierkuchen? Was ist denn aus der Vorladung zur Polizei geworden?«

»Warten Sie!«, unterbrach Dr. Baumann seinen Redefluss. »Hier hören wir, wie Paul die Geschichte Klaas berichtet, und zur Polizei kommen wir auch noch einmal.«

Und er begann zu lesen.

Paul erwachte auf Klaas' Sofa und sah seinen Freund ihn anstarrend vor sich sitzen.

»Du hast mich wachgeguckt«, beschwerte er sich.

Klaas grinste ihn aufmunternd an.

»Und? Wurde gefickt?«

»Klar«, antwortete Paul feixend. »Ich hab sie noch auf dem Kunsti-Vorplatz volley genommen. Weißt schon: Brille ab, Haare auf, Tack-Tack.«

»Sag mal ehrlich«, bohrte Klaas nach.

»Leevke ist etwas ganz Besonderes«, erwiderte Paul. »Wirklich. Ich glaube, ich bin verliebt. Und wir gehen das langsam an.«

»Ohh, der kleine Jesus ist verliebt! Und seine Eier hat er im Opferstock gelassen … Können Sie vielleicht meinen Freund wieder zu mir schicken, wenn Sie ihn treffen?«

»Alter, hör auf mit dem Scheiß! Ich geb zu, dass es sein könnte, dass wir uns geküsst haben und ich dabei eventuell versucht habe, zu tasten, was so geht. Das hat sie zwar unterbunden, aber den linken Mops habe ich kurz erwischt. Fühlte sich gut an. Jetzt aber Schluss, denn anscheinend hat Gott beschlossen, mich in Ruhe zu lassen. Ich glaube, das Thema ist durch.«

»Ist es nicht«, dröhnte die Stimme in Pauls Kopf.

»Fuck!«, entfuhr es Paul. An Klaas gerichtet fügte er hinzu: »Doch nicht. Pils, bitte.«

»Er spricht wieder? Wahrscheinlich findet er auch, dass du sie hättest wegbügeln sollen«, kommentierte Klaas voller Überzeugung.

»Klaas irrt«, dröhnte die Stimme.

»Er sagt, du irrst«, gab Paul wieder.

»Sag ihm, ich kenne mich mit Frauen aus. Wenn man die nicht gleich weggrätscht, macht's ein anderer. Das ist ein bisschen wie Reviermarkieren. Man sollte möglichst zeitnah miteinander schlafen. Wenn's gut war, baut man das Ganze aus, wenn's nichts getaugt hat, hatte man wenigstens Sex. Und wenn man bedenkt, dass du vermutlich bald sehr lange ins Gefängnis musst, wenn du nicht der Ladung der Polizei nachkommst, wirkt es noch unlogischer, dass du die Chance nicht genutzt hast.«

»Das hat er übrigens von seiner Freundin Tine gelernt. Klaas war so schüchtern, dass sie ihn abfüllen musste, damit er überhaupt mal in ihre Richtung guckt«, dröhnte die Stimme.

Paul grinste und versprach Klaas die Besteigung der vermutlich geneigten Dame baldmöglichst nachzuholen und fügte in Gedanken hinzu »Keine Sorge, wir gehen es langsam an«.

Dann legte er seine Braver-Schwiegersohn-Klamotten an und begab sich in Richtung des Polizeireviers. Noch immer stand die Aufforderung Kommissar Schlüters aus, zum Vorwurf Stellung zu nehmen, er sei ein Randalierer.

Paul holte noch einmal tief Luft und betrat das Polizeirevier.

Im 2. Revier der Büdelsdorfer Polizei herrschte rege Tatenlosigkeit. Ein gelangweilter Beamter stempelte Papiere und schaute nur kurz auf, als Paul den Eingangsbereich betrat. Ein vermutlich Obdachloser saß auf einem Stuhl in der Ecke und schlief.

Der Polizist fragte: »Und Sie wollen was?«, ohne dabei auch nur aufzuschauen.

»Ich will eine Reise in irgendein Land buchen, in dem die Sonne scheint und Bikinischönheiten an einem weißen Strand nur darauf warten, mir alkoholische Getränke mit

Schirmchen zu servieren. Vorher muss ich allerdings noch zu Kommissar Schlüter. Mein Name ist Paul Möhrenmann und er hat mich hierher bestellt.«

»Ham Se da ne Vorgangsnummer?«, nuschelte der Polizist, erneut ohne aufzusehen.

»Nö«, antwortete Paul wahrheitsgemäß. »Aber fragen Sie doch Ihren Kollegen Schmidt, der erinnert sich vermutlich auch noch an mich.«

»Passen Sie mal auf, Möhrenmann, wir haben hier einiges zu tun. Sie denken wohl, wir langweilen uns. Tatsächlich bin ich gerade dabei, Ihr Leben zu schützen. Es gibt Gerüchte, dass in Büdelsdorf ein Verrückter sein Unwesen treibt, der Stimmen hört, die ihm befehlen, perverse Dinge zu tun und Menschen umzubringen. Gerade war eine Dame hier, die im Spanischkurs der Volkshochschule davon gehört hat. DAS ist wichtig.«

Paul errötete.

Der Polizist drückte einen Knopf an einer Gegensprechanlage und murmelte: »Schlüti, hier ist ein Bürger Möhrenmann, der dich sprechen will. Hast den wohl bestellt.«

»Soll reinkommen«, schallte es zurück.

Paul ging der Handbewegung des Polizisten folgend in die Dienststube des Kommissars und fand den Beamten an einem dunklen Schreibtisch hinter einem Stapel Akten und Papieren sitzend.

»Guten Tag, Herr Kommissar, da bin ich.«

»Tach, Herr Möhrenmann. Wurde ja auch Zeit. Sind Sie weitgehend nüchtern und bereit, sich zu dem Fall zu äußern?«

»Können Sie dieses ›nüchtern‹ näher definieren?«, witzelte Paul, verkniff sich aber das Grinsen, als er vom Kommissar einen bösen Blick erntete. Also setzte er sich ordentlich auf den Stuhl vor dem Schreibtisch und signalisierte seine Kooperationsbereitschaft: »Ja, kann losgehen.«

»Also, Bürger Möhrenmann, wollen Sie die Anzeige noch einmal lesen?«

»Danke, nein, ich kann mich mittlerweile wieder lebhaft erinnern. Und die Vorkommnisse tun mir auch ehrlich leid. Das ist sonst gar nicht meine Art, sollen Sie wissen«, schleimte Paul.

»Verstehe, das ist ja schon einmal ein Anfang. Wissen Sie, eigentlich haben wir derzeit auch Wichtigeres zu tun. Vielleicht haben Sie es schon gehört? Man munkelt, in Büdelsdorf laufe ein Geistesgestörter herum, der Stimmen hört, die ihm befehlen, Menschen zu töten und perverse Sachen zu machen.«

»In welcher Reihenfolge genau?«, erkundigte sich Paul, tatsächlich an den Inhalten des Gerüchtes interessiert.

»Das ist nicht witzig«, erwiderte Kommissar Schlüter gereizt.

»Der Typ scheint schon seit Jahren sein Unwesen zu treiben – fast jeder, der in einem Amt in dieser Stadt arbeitet, hat schon von ihm gehört. Er sitzt wohl häufig brabbelnd und zuckend in den Wartebereichen. Wird er dann aufgerufen, ist er völlig normal. Nur die anderen Wartenden berichten hinterher von ihm. Wir können im Augenblick noch nichts Genaues zuordnen, aber wir haben Informationen, dass er wohl bald zuschlagen wird. Darauf müssen wir vorbereitet sein.«

»Und was bedeutet das jetzt für mich?«, hakte Paul möglichst brav schauend nach.

Kommissar Schlüter kniff die Augen zusammen und musterte Paul eindringlich.

»Für Sie, Bürger Möhrenmann, bedeutet das, dass Sie zunächst nichts Weiteres zu erwarten haben. Sollten Sie aber noch einmal auffällig werden, verspreche ich Ihnen jetzt schon, dass Sie die volle Härte der Büdelsdorfer Polizei zu spüren bekommen werden. Und glauben Sie mir: Das wird kein Spaß!«

Paul gab sich Mühe, möglichst beeindruckt zu schauen, und verabschiedete sich höflich.

»Und grüßen Sie doch bitte Ihren Kollegen Schmidt von mir.«

»Raus!«, zürnte Kommissar Schlüter und Paul meinte, im Hinausgehen das Wort ›Drecksbürger‹ vernommen zu haben.

Ein paar hundert Meter weiter erwachte Leevke glücklich.

Das erste Mal seit der Trennung von ihrem Exfreund und den unangenehmen Vorgängen rund um freie Liebe und bewusstseinserweiternde Drogen, die der Trennung vorausgegangen waren, fühlte sie sich richtig gut.

Endlich hatte sie einen ganz normalen, witzigen, klugen und tatsächlich auch noch gut aussehenden Kerl kennengelernt. Gut, er war etwas dicker, als es ihrem üblichen Beuteschema entsprach, aber dennoch: Er gefiel ihr.

Und dann waren da noch diese Schmetterlinge in ihrem Bauch. Oder war das nur die Übelkeit nach drei Tagen voller Sekt und Supermarktfrikadellen? Mit Kerlen war es ja grundsätzlich nicht einfach. Entweder sie waren Machos oder Weicheier. Oder langweilig. Oder in verschiedenen Kombinationen ein bisschen was von allem. Irgendwas war mit Paul aber anders.

»Du bist verliebt«, konstatierte Klara, als Leevke sie und ihre Schwester am Bahnhof ablieferte. »Ich meine, seien wir doch mal ehrlich: Der Typ hat dir, einer studierten Kunsthistorikerin, eine absolut wirre Geschichte über ›Scheiße in den Mänteln der Macht‹ erzählt und du hast dich trotzdem mit ihm getroffen. Er ist dick. Er ist irgendwie durch und er hat Büdelsdorf in seinem Leben genau ein einziges Mal verlassen … als er versehentlich betrunken in den falschen Bus gestiegen und in Rendsburg aufgewacht ist. Trotzdem denkst du die ganze Zeit an ihn und laberst uns voll, wie süß sein ›Ich bin ein Welpe und habe in die Ecke gekackt‹-Blick ist. Du. Bist. Verliebt. Sieh es ein, Madame!«

Auch Leevke konnte nur schwer verleugnen, dass Paul sie mehr beschäftigte, als es ein Kerl jemals zuvor getan hatte.

Zu gerne hätte sie die beiden Mädels noch ein bisschen bei sich behalten und in Ruhe die nächsten Schritte geplant. Doch der Zug kam und brachte die beiden nach einer langen Knuddel- und Abschiedsphase zurück nach Kiel. Allein am Bahnhof stehend, nahm sie sich vor, sich den letzten freien Abend vor Rückkehr der nervigen Blagen und ihrer Au-pair-Eltern mit Wein und einer schönen Badewanne zu versüßen. Endlich Zeit, in Ruhe nachzudenken. Über Paul.

Im Bahnhofskiosk suchte sie sich also eine Flasche Wein für 3,50 Euro aus und fischte noch eine Flasche Schaumbad aus dem Regal. ›Absurd, was es an Bahnhöfen alles zu kaufen gibt. Wer braucht ein Schaumbad am Bahnhof?‹, dachte sie.

Beim Bezahlen fiel Leevkes Blick auf die neueste Ausgabe des Büdelsdorfer Stadtanzeigers, den sie sofort erwarb und im Bus zu lesen begann.

Unter der Überschrift ›Ist Büdelsdorf noch sicher?‹ berichtete ein Reporter von einem verwirrten und vermutlich psychisch erkrankten jungen Mann, der Stimmen höre, die ihm befahlen, Menschen zu töten und perverse Sachen mit ihnen zu machen. Nur die Reihenfolge sei noch nicht abschließend geklärt. Die Mitarbeiterin einer psychiatrischen Praxis, die ungenannt bleiben wollte, äußerte sich ebenso besorgt wie detailliert. Eine Dame aus dem Stadtrat mit dem bezaubernden Namen Ivonne Schlöders-Hassmann wies im Interview darauf hin, dass man beachten möge, dass es zwar ›die‹ Stimme heiße, es aber sicher eine männliche Stimme sei, die den jungen Mann dazu bringen wolle, Menschen zu verletzen. Kommissar Schlüter erklärte dem Reporter, dass Büdelsdorf natürlich sicher sei, und forderte im selben Satz vor allem Frauen dazu auf, in der nächsten Zeit doch lieber nicht nachts und allein auf der Straße zu sein. Regine vom Innenstadtkiosk wurde mit den Worten »Es ist schrecklich!« zitiert. Daneben war ein Bild von ihr, auf dem sie irgendwie erschrocken, erstaunt und dümmlich zugleich schaute. Diese hohen Augenbrauen machten Leevke zusätzlich Angst.

Zu Hause angekommen ließ sie sich ein Bad ein, öffnete den Wein und kontrollierte, ob die Türen alle gut verschlossen waren. Da es bereits dunkel wurde, griff sie zum Telefon. Paul wirkte überrascht, aber auch erfreut über ihren Anruf.

Sie erzählte ihm von dem Artikel im Stadtanzeiger und Paul schlug sofort vor, ihr heute Abend Beistand zu leisten. Alleine in so einem großen Haus in einer fremden Stadt in einem fremden Land könne es ja ganz schön unheimlich sein.

Also kam er zu Besuch und sie redeten bis in die Nacht.

Später konnte Paul sich aber auch noch vergewissern, dass sein erster Eindruck richtig gewesen war und der rechte Mops dem linken in nichts nachstand. Und Leevke freute sich, dass das Schaumbad eine gute Investition gewesen war, auch wenn es in großen Teilen auf dem Badezimmerfußboden landete. Pauls Verdrängung war halt doch nicht zu unterschätzen.

»Sehen Sie! Da ist es schon wieder: kein Anstand, keine Moral«, echauffierte sich Pater Martin.

»Nun ja, junge Leute, die verliebt sind, haben halt Sex. Das passiert schon mal«, erwiderte Dr. Baumann sarkastisch.

»Interessanterweise sind sich da ja fast alle Religionen einig: Sex vor der Ehe soll nicht sein«, konstatierte Pater Martin.

»Aber interessanterweise sind sich auch fast alle Menschen einig, dass Sex vor der Ehe etwas sehr Feines ist. Wenn man es klug angeht. Ich meine, woher soll man denn sonst wissen, was man mag? Und was nicht? Die meisten Menschen, die eine Ahnung davon haben, wo man anfassen muss, damit es Spaß macht, haben ihre Erfahrung eher nicht aus Büchern. Und das ist doch schon wieder sowas: Warum sollte es verboten sein? Schauen Sie, wenn es tatsächlich einen Gott gibt, dann hat Er doch auch die Wissenschaft inspiriert, die schlussendlich zum Beispiel die Pille erfunden hat. Das wäre ja wieder sehr unlogisch, wenn Er uns Möglichkeiten gibt, deren Nutzung aber gleichzeitig in die Verdammung führt«, argumentierte Dr. Baumann.

»Im Gegensatz zu den Vorherbestimmungslehren anderer Glaubensrichtungen gibt es bei uns immer noch den freien Willen und damit Entscheidungsmöglichkeiten. Was mich eh wundert: Wieso ist Paul nicht einmal zu Vertretern anderer Religionen gegangen?«, fragte Pater Martin.

»Wir sprechen doch hier von Paul! Es gab Zeiten, da sagte er, er gehe nicht weiter zu Fuß, als sein Auto lang ist. Wenn Simone parkte, machte er gerne mal Witze, dass man sich bis zum Bürgersteig ja auch ein Taxi nehmen könne. Aber das bezog sich wohl eher auf Simones Parkkünste. Tatsächlich gab es jedoch auch ein Gespräch mit Menschen, die mit ihm über ihren Glauben sprechen wollten. Die haben allerdings bei ihm geklingelt und er musste sich dazu nicht mehr als notwendig bewegen«, berichtete Dr. Baumann.

»Und ich kann mir auch schon denken, wer das war«, fügte Pater Martin schmunzelnd hinzu.

»Also warten Sie kurz, ich erzähle Ihnen einfach, wie Paul auf die Konkurrenzvertreter Ihrer Kirche reagierte.«

Mit diesen Worten zog Dr. Baumann ein weiteres Blatt hervor und las vor.

BESUCH

Als es an der Tür klingelte, schälte sich Paul auf Klaas' Sofa aus mehreren Lagen Decken und Kissen. Er stolperte über allerlei Kisten und Kartons, die er in einer sehr kurzfristigen Aktion am Vorabend zusammen mit Klaas aus dem Vorgarten des Hauses geholt hatte, in dem er die letzten Jahre gemeinsam mit Simone in einer kleinen Wohnung gelebt hatte. Nun wohnte er wohl ganz offiziell nicht mehr dort.

Seine Schwester hatte ihm am Telefon erklärt, dass Simone einen neuen Partner habe. Die große Liebe habe sie erwischt. Man solle es nicht glauben, aber es habe sich tatsächlich ein weltgewandter Däne nach Büdelsdorf verlaufen. Er sei sogar Ingenieur! Und er habe schon so viel von der Welt gesehen. Er habe am Bahnhof vor dem Solarium aus Versehen Simone umgerannt und ihr von seinen Reisen nach Indien erzählt. Von freier Liebe und bewusstseinserweiternden Erfahrungen. Nun seien sie ein Paar. Manchmal sei die Welt so verschlungen und schön. Zwei einsame Seelen. Büdelsdorf! Simone habe die Wohnung aufgegeben und sich ein One-Way-Ticket nach Guam gekauft, um gemeinsam mit ihrem Traummann neu anzufangen.

Nachdem Paul ein paar Brechlaute in den Hörer gewürgt hatte, hatten Klaas und er sich aufgemacht, die Kisten zu holen und schließlich den Abend mit einigen Bieren ausklingen lassen. Klaas hatte die Kiste mit der Pimmelpiraten-Sammlung gefunden und sofort einen Klassikerabend ausgerufen. Die beiden hatten die gesamte Reihe angeschaut und mit Fachbegriffen der Cineastik eifrig kommentiert, was sie dort zu sehen bekamen. Die beiden ersannen ein Trinkspiel und kippten jedes Mal ein Bier, wenn eine der Schauspielerinnen ein Duckface machte. Das letzte, an das Paul sich erinnerte, war ein Streit darüber, ob der korrekte Begriff nicht ›Darstellerin‹ war.

Es klingelte erneut an der Tür. Paul öffnete.

»Was?«

»Guten Tag! Wir möchten mit Ihnen über Gott sprechen«, sprachen zwei verstört dreinblickende Personen vor seiner Tür.

Paul musterte die beiden. Es waren ein Mann und eine Frau, vermutlich um die sechzig Jahre alt. Sie trug einen grauen Rock und einen ähnlich grauen Pullover, er hatte neben einer Flanellhose in Grau einen beigen Pullover an. Beiden gemein waren weiße Hemden, die sie bis oben hin zugeknöpft trugen.

Pauls Alarmglocken schrillten. Es gab drei zuverlässige Merkmale, die Paul und Klaas für unfassbar seltsame, mitunter langweilige Gesprächspartner erkannt hatten: erstens Hemden, auch Polohemden, die bis zum obersten Knopf geschlossen waren, zweitens Pullover, die in der Hose getragen wurden, und drittens Schuhe, die in irgendeiner Form mit Flechtwerk verziert waren. Hier kam einiges zusammen.

In seiner alten Wohnung hatte Paul stets die Nummer des Sektenbeauftragten auf einem kleinen Zettel neben der Tür deponiert und bei Bedarf gezückt. Heute beschloss er, es anders zu versuchen – vielleicht brachten diese zwei ihn ja weiter.

»Na klar, kommen Sie rein«, antwortete Paul mit einem Lächeln.

Darauf schienen die beiden nicht vorbereitet. Zögerlich folgten sie seiner einladenden Handbewegung und gingen unsicher hinter Paul ins völlig chaotische Wohnzimmer. Paul öffnete ein Bier, zündete sich eine Zigarette an und eröffnete das Gespräch.

»Was wollen Sie wissen?«, fragte er die beiden lächelnd.

»Eigentlich wollten wir Ihnen vom Herrn erzählen und Sie einladen, Teil Seines Reiches zu werden.«

Paul schaute erstaunt.

»Herzlichen Dank für die Einladung, aber wir stehen in gutem Kontakt und haben da so eine Privatvereinbarung getroffen.«

Paul nahm einen Schluck Bier und zog an seiner Zigarette.

Die Dame, die mit streng geschlossenen, seitlich abgeknickten Beinen auf dem Sofa saß und versuchte, möglichst ohne Berührung mit einem Kugelschreiber Pauls alte Unterhose von selbigem zu entfernen, hob mahnend ihre knöcherne Hand.

»Das glaube ich nicht!« Sie deutete auf das Bier und die Zigarette. »Sowas mag der Herr gar nicht«.

»So, wie er mich stresst, wird er schon verstehen, dass ich gelegentlich sowas brauche. Ein bisschen Genuss hat noch keinem geschadet.«

»Wir feiern nicht.«

»Gar nicht?« Paul setzte einen bestürzten Gesichtsausdruck auf. »Das tut mir aber leid. Was machen Sie denn so? Ich meine, außer an Türen fremder Leute zu klingeln?«

»Also, erst einmal sind Leute ja nur solange fremd, bis wir geklingelt haben«, korrigierte ihn der Mann. »Und zweitens möchten wir Sie einladen, Teil unserer Glaubensgemeinschaft zu werden.«

»Wenn ich Ihnen jetzt erzählte, dass Gott zu mir spricht, was würden Sie dann sagen?«, fragte Paul.

Die Dame wand sich etwas. Schließlich schaute Sie ihn aber an und sagte: »Dann haben Sie entweder großes Glück oder Gott hat Sie einer schweren Prüfung unterzogen.«

Paul zögerte.

»Vermutlich beides. Aber das werden wir schon bald erfahren, denn ich habe heute wieder einen Termin bei meinem Psychiater. Andererseits hat ›Er‹« – Paul machte eine verschwörerische Geste und zeigte in die Höhe – »zumindest heute noch nicht zu mir gesprochen.«

»Also, wir müssten dann auch schon wieder los«, schaltete sich der Mann ins Gespräch ein. »Wir lassen Ihnen aber gerne Informationsmaterial da.«

»Dafür wäre ich Ihnen sehr dankbar. Und wenn Sie noch Fragen haben, rufen Sie mich gerne an oder kommen Sie vorbei. Wenn ich etwas in Ihren Broschüren finde, das nicht ganz korrekt ist, komme ich auf Sie zu. Ist das okay?«

»Äh, ja, natürlich. Auf Wiedersehen und Gottes Segen!«

Paul brachte die beiden nun noch verwirrter erscheinenden Herrschaften zur Tür.

Er leerte noch schnell sein Bier und drückte seine Zigarette aus. Ein Blick nach oben.

»Seltsame Freunde hast du.«

»Mein lieber Paul, jeder hat seinen Weg, auf dem er sich sicher und bei sich selbst fühlt. Und nicht nur nach Rom führen viele Wege. Wenn du ein Ausflugslokal eröffnest, ist es klug, nicht nur eine Straße dorthin zu bauen. Auch ein Wanderweg, ein Fahrradweg und eine Klettertour sind notwendig, wenn du es jedem ermöglichen möchtest, als er oder sie selbst zu dir zu kommen. Aber schau doch eben in die heutige Ausgabe des Büdelsdorfer Stadtanzeigers und danach reden wir noch einmal darüber, wer hier seltsam ist.«

Herr Krause fragte sich langsam, was das alles mit Paul zu tun hatte und wer dieser ›Gott‹ eigentlich war, über den hier die ganze Zeit geredet wurde. Irgendwie erinnerte sie die Figur an den Großen Honigbären, von dem ihre Leih-Geschwister früher manchmal gesprochen hatten.

Es wusste doch jeder, dass der Große Honigbär die Hummeln und Bienen geschaffen hatte, um den großen Honigtopf zu füllen. Offenbar hatten diese Menschen, die der Große Honigbär nicht als sein Volk ansah und sie deshalb nicht mit den gleichen Fähigkeiten oder einem ähnlichen Verstand ausgestattet hatte, sich eine eigene Leitfigur erfunden.

›Seltsame Geschöpfe, diese Menschen‹, dachte sich Herr Krause, ›seltsam, aber putzig.‹

»Im nächsten Kapitel nehmen die Ereignisse ein bisschen Fahrt auf«, sagte Dr. Baumann. »Lassen Sie uns einmal einen kleinen Zeitsprung wagen. Ich erzähle Ihnen jetzt, was circa ein halbes Jahr später geschah.«

Er sortierte ein paar Blätter und las.

KOMISCH

»Mir ist irgendwie komisch.«

Seit einem halben Jahr waren Paul und Leevke jetzt ein Paar. Es hatte gute und schlechte Zeiten gegeben. Von ihrer Au-pair-Stelle hatte Leevke zu einem soliden Job in der Kunsthalle gewechselt und Paul beendete momentan endlich sein Studium. Aber manchmal verhielt sich Paul so kindisch, dass Leevke fast wahnsinnig wurde.

Seit einer Woche litt Paul schwer unter einer Männergrippe. Und auch Leevke war seit heute Morgen irgendwie nicht gut. Sie wollte ihrem leidenden Freund gerade ein Brötchen an sein Krankenbett – das mit Laptop und Fernbedienungen für allerlei Technik in greifbarer Nähe gut ausgestattete Sofa – bringen, als sie sich plötzlich übergeben musste. Paul starrte gebannt auf die Dramen, die sich bei ›Game of Thrones‹ auf seinem Bildschirm abspielten, sodass er gar nicht mitbekam, wie seine Freundin in Windeseile mit der Hand vor dem Mund ins Bad rannte.

»Vielleicht schaust du einmal nach deiner Freundin«, dröhnte die Stimme in seinem Kopf.

»Aber das ist gerade eine Schlüsselszene!«, erwiderte Paul.

»Paul, sieh nach Leevke!«, befahl die Stimme.

»Aber ich will doch wissen, wie es ausgeht!«, nölte Paul.

»Es ist ›Game of Thrones‹, Paul«, belehrte ihn die Stimme. »Alle sterben.«

»Ist ja gut«, unterwarf sich Paul und trottete ins Bad.

Dort übergab sich Leevke gerade.

»›Der Alkohol hier ist super, man kann endlos saufen und kriegt keinen Kater.‹ War es das, was du gestern über die Cocktailbar gesagt hast?«, fragte sie zwischen zweimal Würgen.

»Hast du denn einen Kater?«, erkundigte sich Paul.

»Eigentlich fühlt es sich nicht so an. Ist vermutlich nur ein Magen-Darm-Infekt. Bitte geh. Ich will wirklich nicht, dass du das siehst. Am besten verlässt du die Wohnung. Hören sollst du mich nämlich auch nicht und es scheint so als wenn … Schnell! Raus!«

Leevke drehte sich wieder zur Toilette und Paul wünschte sich wirklich, das Folgende nicht gesehen zu haben.

Klaas hatte das Bier schon kaltgestellt, als Paul bei ihm eintraf.

»Alles im Lack?«

»Leevke kotzt und mir ist langweilig. Es macht gar keinen Spaß, so furchtbar grippekrank zu sein, wenn Leevke es nicht sieht«, antwortete Paul wahrheitsgemäß.

Bevor er sich weiter im Selbstmitleid suhlen konnte, schmissen die beiden Jungs die Playstation an und tranken ein paar Bier, bis Klaas' Freundin nach Hause kam.

»Bist du nicht in so einer total glücklich-symbiotischen Beziehung, Paul? Was machst du hier?«, fragte Tina.

»Leevke kotzt«, murmelte der, ohne sich vom Fernseher wegzudrehen.

»Schwanger«, stellte sie fest.

Paul lachte.

»Obwohl …«

Er konnte sich tatsächlich nicht daran erinnern, wann Leevke das letzte Mal ihre Tage gehabt hatte. An die ersten Male konnte er sich noch lebhaft erinnern: Leevkes Freundin hatte einmal gesagt, im Duden sei neben dem Begriff ›PMS/Prämenstruelles Syndrom‹ Leevkes Foto abgedruckt und Paul hatte sich bereits zweimal kurzfristig Urlaub bei Klaas gegönnt, wenn diese besondere Zeit des Monats anstand.

Aber diesen Sommer hatte er das eigentlich noch gar nicht erlebt.

»Fuck!«, entfuhr es ihm.

›Cool!‹, war sein zweiter Gedanke.

»Ich muss los!«

Paul griff seine Sachen, leerte die letzte Bierflasche und verließ im Sturmschritt die Wohnung.

»Was mach ich denn jetzt?«, murmelte er.

»Nun«, dröhnte die bekannte Stimme in seinem Kopf, »du hast zwei Möglichkeiten: Der Bus zum Flughafen Hamburg fährt alle zwei Stunden am Bahnhof ab ... Allerdings hast du deinen Reisepass nicht dabei. Oder du kaufst ein paar Blumen, einen Schwangerschaftstest, ein Glas saure Gurken und beeilst dich, denn deine schwangere Freundin ist gerade auch auf die Idee gekommen, dass es Zeit für einen Test sein könnte.«

»Sagtest du gerade ›schwangere Freundin‹?«, fragte Paul.

»Was?«, erwiderte die Stimme.

»Sagtest du gerade ›schwangere Freundin‹?«, wiederholte Paul seine Frage, dieses Mal etwas nachdrücklicher.

»Ich hätte nie damit aufhören sollen, Menschen aufzufordern, meine Worte direkt in Stein zu meißeln, wenn ich sie ausspreche.«

»Hallooo?«, rief Paul, doch es kam keine weitere Antwort.

Aber er hatte es gehört. Die Stimme hatte »deine schwangere Freundin« gesagt.

Paul eilte zum Bahnhof.

Gar nicht weit vom Schaumbad standen in der Hygieneabteilung die Schwangerschaftstests. Drei Fragen stiegen in Paul auf: Warum hat ein Bahnhofskiosk eine Hygieneabteilung? Wer braucht am Bahnhof Schaumbad? Und wer soll bei so einer Auswahl wissen, welchen der zahlreichen Tests man nimmt? Paul nahm von jedem einen. Außerdem noch einen der Blumensträuße. Das Schild ›Alles Gute zum Geburtstag‹ riss er ab. Saure Gurken hatte Leevke noch nie gegessen. Also ließ er das Regal mit den Einmachwaren links liegen und stürmte zur Kasse.

Die Verkäuferin schaute irritiert auf den nun leicht zerzausten Blumenstrauß und das abgerissene Schild.

»Zu früh«, erklärte Paul der Verkäuferin grinsend.

Im Bus nach Hause überkam ihn dann doch eine Mischung aus Aufregung und Sorge.

Nach zwei Haltestellen dominierte die Sorge.

Eine weitere Haltestelle später hatte ihn die blanke Panik erwischt. Wie konnte er Vater werden? Er war doch selbst noch ein Kind. Und nicht unbedingt dafür bekannt, es mit Dingen wie Verantwortung und Zuverlässigkeit besonders ernst zu nehmen. Jetzt zum Beispiel. Es war kurz vor vier, er hatte bereits drei Bier getrunken und seit mehr als einer Woche nichts für seine Abschlussprüfungen getan, die bereits in zwei Wochen anstanden. Wie oft hatte er, der eigentlich ungläubige Paul, in der Vergangenheit Stoßgebete zum Himmel geschickt, dass niemand schwanger geworden war? Und nun sollte er also Vater werden. Er musste schmunzeln.

Es fühlte sich eigentlich ziemlich aufregend an. Vaterwerden. Mit wem hätte er lieber ein Kind haben wollen als mit Leevke?

»Paul, du wirst das schon hinkriegen«, dröhnte die Stimme.

»Werde ich wirklich Vater?«, fragte Paul, obwohl er die Antwort bereits wusste.

»Ja, Paul«, antwortete die Stimme. »Und wie!«

Eine Mischung aus absoluter Panik, großen Selbstzweifeln

und einem unfassbaren Glücksgefühl machte sich in Pauls Bauch breit. Sein Herz hüpfte. Paul lächelte.

Sein Herz rumpelte. Paul hörte auf zu lächeln.

Ihm wurde schwindelig. Paul wollte sich setzen, doch da war der Sitz neben ihm bereits einer dunklen Leere gewichen, die ihn umschloss.

In der Ferne hörte er ein leises Piepsen.

»Tach!«

Als Paul seine Augen wieder öffnete, schaute er in die von zwei gemütlich aussehenden Sanitätern.

Eine hagere ältere Dame und ein Mann mit einem deutlich erkennbaren Blindenabzeichen starrten ihn mit etwas Sicherheitsabstand an. Eine Gruppe junger Mädchen machte Handyfotos.

»Was ist … passiert?«, stotterte Paul.

»Jetzt wacht er auf«, kommentierte die alte Dame.

Ihr Ehemann nickte.

›#aufgewacht‹, twitterten die Mädels.

Der erste Sanitäter nahm Pauls Hand.

»Also, mein Kollege Rudi hier hatte auf 'ne Zuckerentgleisung getippt, aber Ihr Zucker ist okay.«

Der zweite warf einen prüfenden Blick auf die herumstehenden Geräte.

»Und Klaus vermutete eher einen Herzinfarkt. Aber Ihr Herz schlägt regelmäßig, wenn auch etwas fix, und Ihr Blutdruck ist etwas niedrig – das hätten wir bei Ihrer Statur nun wirklich nicht erwartet.«

»Ne, das hätte ja keiner erwartet«, kommentierte die Dame.

»Wer hat was erwartet?«, fragte der blinde Herr, der anscheinend auch nicht herausragend hörte.

»Dass der dicke Junge ein gesundes Herz und keinen Zucker hat«, sagte sie etwas lauter.

Ihr Begleiter schüttelte den Kopf.
»Nee, nee, das hätten wir nicht erwartet.«
Paul schaute verdutzt.
»Was macht er?«, erkundigte sich der blinde Herr.
»Er schaut verdutzt«, erläuterte die alte Dame.
»Leiden Sie denn unter irgendwelchen Erkrankungen?«, fragte Klaus.
»Ja, das würde ich auch gerne wissen«, schaltete sich die Dame ein.
»Ja, das wollen wir wissen«, bestätigte ihr Gatte.
»Eigentlich nicht«, stammelte Paul.
Die Mädels gaben einen enttäuschten Tweet ab: ›#hatnix‹.
»Also es könnte auch ein Schlaganfall gewesen sein. Oder Drogen. Nehmen Sie Drogen?«, bohrte Rudi nach.
»Also Drogen könnten auch sein«, bestätigte die alte Dame und ihr Begleiter nickte wissend.
›#drugs???‹ tippten die Mädels und schossen zur Sicherheit noch ein Foto.
»Also in letzter Zeit nicht«, antwortete Paul wahrheitsgemäß.
Rudi schaute Paul eindringlich an. Der schüttelte entschieden den Kopf, was ihn zu überzeugen schien.
Die alte Dame war nicht überzeugt.
»Ich bin nicht überzeugt«, stupste sie ihren Mann an.
»Neh, wir sind nicht überzeugt«, bestätigte dieser. »Gar nicht.«
Die Mädchen hofften immer noch auf eine aufregende Wendung.
»Irgendwas komisch gewesen heute oder in den letzten Tagen?«, fragte Rudi.
»Also, es könnte sein, dass ich Vater werde.«
»Oh«, sagte die alte Dame, »der dicke Junge wird Vater«.
Ihr blinder Begleiter nickte anerkennend.

›#dickerbauch‹ posteten die Mädchen auf Instagram unter ein Foto von Paul, auf dem er tatsächlich ein bisschen schwanger aussah.

Paul zog sein T-Shirt zurecht.

»Na, das erklärt so einiges! Als ich Vater wurde, bin ich zweimal umgefallen – allerdings erst während der Geburt«, sagte Klaus mitfühlend.

»Weicheier«, murmelte die ältere Dame.

»Können wir vielleicht in Ihrem Wagen weiterreden?«, bat Paul die Sanitäter.

Die ältere Dame, ihr Begleiter und die Gruppe junger Mädels schauten enttäuscht, als die beiden Sanis Paul in den Rettungswagen führten.

Die zehnminütige Fahrt im Rettungswagen nach Hause nutzte Paul, sich ein paar Worte von Ewigkeitswert bereitzulegen.

Rudi setzte sich neben ihn und schaute verliebt.

»Alter, was genau machst du da?«, fragte Paul irritiert.

»Ich dachte, es erleichtert dir das Üben. Ich bin deine Freundin und ich schaue verliebt«, erklärte Rudi, erheblich gekränkt.

Paul wollte sich gerade aufregen, beschloss aber aufgrund der Angst vor weiteren Herzeskapaden, einfach mitzuspielen.

»Liebe Leevke …«, murmelte er.

Rudi legte den Kopf auf die Seite und schaute noch etwas verliebter.

»Irgendwie glaube ich, dass du schwanger sein könntest.«

Rudi schaute ihn entgeistert an.

»Alter, das geht gar nicht.«

Paul schloss kurz die Augen und atmete durch.

Rudi legte den Kopf schräg und schaute verliebt.

Paul stutzte.

»Irgendwie machst du das überraschend gut. Sicher, dass ich nicht deiner Zielgruppe entspreche?«

»Echt jetzt?«, fragte Rudi gereizt.

»Okay, also: Liebe Leevke«, setzte Paul erneut an. »Nicht, dass du denkst, ich fände dich fett, aber ich habe so das Gefühl, dass du schwanger sein könntest.«

»Das war's auch nicht«, urteilte Rudi.

»Ne, so gar nicht«, stimmte der am Steuer sitzende Klaus zu.

»Geh einfach zu ihr«, riet Rudi, »und vielleicht gibst du ihr erst nen Kuss, dann den Strauß und dann die etwas spooky wirkende Tüte mit den sechs Schwangerschaftstests.«

»Rudi ist ziemlich gut in sowas«, mischte sich auch die Stimme wieder ein.

»Wir sind da!«, rief Klaus, woraufhin Paul meinte, direkt eine kleine Extrasystole zu spüren. Erfolgreich wehrte er sich gegen die aufsteigende Ohnmacht. Die Übungsphase hätte er gern noch ein bisschen ausgeweitet.

Die beiden Sanis klopften Paul auf die Schulter und wünschten ihm alles Gute.

Nun war er auf sich alleine gestellt.

Die Plastikeinkaufstüte vom Bahnhofskiosk baumelte in seiner linken Hand und der bereits lädierte Blumenstrauß schlug beim Laufen immer wieder gegen seine Jacke.

Paul erwischte Leevke im Hausflur.

Sie war leichenblass und wirkte irgendwie durcheinander.

»Paul, ich muss kurz weg.«

»Leevke …«

»Paul, ich habe keine Zeit – für wen sind die Blumen?«

»Für dich. Weil es dir vorhin nicht gut ging.«

»Paul, ich muss etwas besorgen, bevor die Geschäfte schließen, lass uns nachher sprechen.«

»Ich habe alles hier in der Tüte. Lass uns reingehen.«

Leevke schaute erstaunt in die Tüte, die Paul ihr hinhielt.
»Paul …?«
»Ich wäre saufroh …«
Mehr brachte er nicht über die Lippen.
Und dann umarmten sie sich.
Das lief besser als erwartet.
In der Wohnung kickte Paul seine Schuhe in die Ecke und stand wartend da. Leevke zog sich Jacke und Schal aus und hängte alles fein säuberlich an die Garderobe.
»Lohooos«, nörgelte Paul.
»Ich weiß gar nicht, ob ich pullern kann«, sagte Leevke.
»Doch, kannst du. Du kannst immer pullern. Wenn es gerade jetzt der eine Moment sein sollte, in dem du nicht pullern kannst, dann stell dir einfach vor, wir würden dringend losmüssen, weil wir sonst einen Zug verpassen oder so.«
Leevke wollte gerade etwas Böses sagen, als sie plötzlich innehielt.
»Krass. Das funktioniert.«
Sie eilten ins Bad; Paul hinterher.
Leevke schaute ihn fragend an.
»Ja, bitte?«
»Nun mach!«, rief Paul und war sehr aufgeregt.
»Paul! Raus!«, befahl Leevke, drückte ihn in Richtung Tür und schloss ab.
Paul stand wie ein begossener Pudel vor der Badezimmertür und wartete.
Endlich, nach gefühlten Stunden öffnete sich die Tür und Leevke hielt Paul drei Tests entgegen.
Paul versuchte, die Ergebnisse abzulesen.
»Na, nimm!«, blaffte Leevke.
»Da hast du draufgepinkelt«, entgegnete Paul.
Er rang sich doch dazu durch, die Tests anzufassen, und er-

starrte kurz, obwohl er das Ergebnis bereits kannte: Von den meisten Tests lachten ihn zwei Streifen an. Von einem lachte ein dickes Babygesicht und auf einem stand ›10.–12. Woche‹.

Sie standen beide einfach da und sahen sich an.

»Ich hab Blumen für dich«, sagte Paul gewohnt souverän und suchte den Strauß, den er vorhin einfach nur im Flur abgelegt hatte. Der sah nun ziemlich ramponiert aus.

Leevke begann zu weinen.

»Kriegen wir das hin?«, fragte sie schluchzend.

»Auf jeden Fall«, bestätigte Paul, obwohl er sich selbst nicht ganz sicher war. Es fühlte sich alles unwirklich an. »Ich glaube, Gott hat irgendwie ein Auge auf uns«, fügte er hinzu und nahm Leevke in den Arm. »Ich werde mir große Mühe geben, dein Traummann zu sein!«

»Du bist doch schon viel mehr als das – mindestens fünfundzwanzig Kilo mehr«, erwiderte Leevke und zwickte Pauls Bauch.

»Du wirst so viel dicker sein als ich, Baby«, spöttelte Paul grinsend. »Und du wirst so fantastisch dabei aussehen!«

Sie umarmten sich und hielten sich mehrere Minuten einfach nur fest. Dann vereinbarten sie, niemandem etwas zu sagen.

Etwa drei Minuten später informierte Paul Klaas. Leevke telefonierte zu diesem Zeitpunkt bereits mit Klara in Kiel. Im Anschluss vereinbarten die werdenden Eltern einen Termin bei Leevkes Frauenärztin und gingen zur Feier des Tages ins Restaurant. Beim Abendessen überlegten sie, ob es wohl ein Junge oder ein Mädchen werden würde.

Paul erfuhr, dass es in Leevkes Familie Tradition war, dass der Vater der Mutter die Namen der Kinder bestimmte, und begann, sich nun ernsthaft zu gruseln.

Abends im Bett lag Paul lange wach.

»Danke«, murmelte er, den Blick nach oben gerichtet.
»Jetzt beginnt das wirkliche Abenteuer, Paul.«
»Gibst du mir frei, was meine Mission, Liebe und Frieden in die Welt zu bringen, betrifft?«
»Nein, warum?«
»Mist.«

»Sehen Sie, Gott gibt uns Aufgaben und würzt sie noch mit etwas Herausforderung. Wie soll Paul das denn hinbekommen? Liebe und Frieden in die Welt bringen, eine hormonell unausgeglichene Schwangere betreuen und Vater werden? Da sehen Sie es wieder, es ist nie einfach«, warf Pater Martin ein.

»Ich vermute, die ›hormonell unausgeglichene Schwangere‹ kann sich ganz gut selber betreuen. Die ist ja nicht krank. Die ist schwanger. Und überhaupt, wo ist Ihr Gottvertrauen? Wollen wir nicht einfach annehmen, dass alles gutgehen wird? Ich meine, ohne irgendwie spoilern zu wollen … säßen wir hier, wenn sich am Ende die Erde aufgetan hätte und das Jüngste Gericht eingetreten wäre?«, fragte Dr. Baumann.

Ohne darauf einzugehen, fügte Pater Martin hinzu: »Manchmal bin ich ganz froh, dass Kinder für mich kein Thema sind. Ich meine, jetzt ist Paul doch bestimmt fertig mit den Nerven, oder?«

»Ich denke, die Mädels würden das mit ›#amArsch‹ kommentieren. Aber mal im Ernst: Natürlich war Paul erst einmal ganz schön von den Socken. Er brauchte auch einen Moment, sich mit dem Gedanken anzufreunden, Vater zu werden. Warten Sie mal, ich habe hier irgendwo den Teil dazu, was danach passierte.«

JORG

Um den Kopf freizubekommen und in Ruhe nachdenken zu können, beschloss Paul tags darauf, die Sauna seines Fitnessstudios zu besuchen. Er bezahlte dort seit sechs Jahren brav seinen Beitrag und hatte immerhin bereits viermal den Wellnessbereich aufgesucht.

Paul hasste und liebte Saunagänge. Er liebte die Wärme, die Ruhe und die Möglichkeit, den Geist schweben zu lassen. Er hatte eine Leidenschaft für das leichte Schwindelgefühl nach einem kalten Tauchbad. Aber er hasste die Menschen. Vor allem die Schlanken, die, die ununterbrochen miteinander redeten, und die, die aus irgendeiner Körperöffnung plötzlich ein Fläschchen mit irgendeiner absurden Flüssigkeit zogen und – meist ungefragt – einen Aufgusstanz vollführten. Andere zwangen einem Gespräche auf.

Einmal hatte Paul in einer vollen, aber stillen Sauna gesessen, als ein etwas dicklicher Typ hereingekommen war. Dieser hatte erst alle aufmunternd angelächelt und – als keiner auf die Einladung zu einer Kontaktaufnahme reagierte – einfach so in die Sauna hinein gesagt: »Als Kind bin ich einmal so lange Karussell gefahren, bis ich mich übergeben musste.«

Das hatte Paul sausympathisch gefunden. Es war allerdings auch das erste und einzige Mal geblieben, dass ihn ein Mensch in der Sauna positiv überraschte.

Paul hatte sich also gerade in der Dunkelheit der glücklicherweise komplett leeren Sauna auf einem großen Handtuch zur Ruhe begeben, als ein hagerer, langhaariger Typ durch die Tür kam.

»Sei mir gegrüßt!«

Der Neue lächelte Paul an. Ohne eine Antwort abzuwarten,

schwang er sein sowieso viel zu kleines Handtuch und setzte sich ein wenig zu nah neben Paul.

Dieser erwartete den Aufgusstanz schweigend.

»Ich bin der Jorg aus Dänemark, habe aber die letzten Jahre in Norwegen gelebt. Und du?«

Paul tat so, als schliefe er.

»Kennst du Norwegen?«

Paul imitierte ein Schnarchen.

»Norwegen ist schön. Aber kalt. Deshalb bin ich da vor einiger Zeit weggegangen.«

Paul schmatzte und schnarchte erneut.

»Weißt du, als Ingenieur findet man ja überall Arbeit. Und so hab ich dann ziemlich viele Länder gesehen. Aber am schönsten, am schönsten von allen Stränden und Orten auf der Welt ist es in Goa.«

Pauls Interesse war geweckt und er improvisierte einen Aufwachprozess: ein tiefes Atmen, ein leichtes Schmatzen, ein Ächzen und zu guter Letzt das Aufsetzen.

»Ach, das klingt ja interessant. Und was machst du dann hier in der Sauna in Büdelsdorf?«

»Das ist eine lustige Geschichte«, setzte Jorg an.

Und Paul wusste, dass es nicht lustig werden würde.

Jorg erzählte von einer Freundin, die ihn Anfang des Jahres verlassen hatte und als Au-pair-Mädchen nach Büdelsdorf gegangen war. Damals sei er ziemlich zornig gewesen, schließlich war er doch gerade erst von einem seiner Aufenthalte in Goa wiedergekommen und hatte so viele neue Erfahrungen gemacht, über die er ihr berichten wollte, und eine Menge neuer Vorschläge, die wieder Pep in die Beziehung hätten bringen können, aber dann sei seine Freundin einfach gegangen, um zu sehen, was es noch so gibt auf der Welt.

Und dann sei sie nach Büdelsdorf als Au-pair gegangen. Büdelsdorf.

Als hätte es nicht irgendwo auch eine richtige Stadt gegeben. Er selbst habe damals eine wilde Zeit gehabt und versucht, ein bisschen was von dem Gefühl freier Liebe und der etwas lockereren Einstellung zu bewusstseinsfördernden Mitteln nach Norwegen zu importieren, aber das habe ihr damals nicht gefallen. So ganz schien er das noch immer nicht verstehen zu können. In Norwegen habe er dann eine Ausbildung zum Lebensberater gemacht und noch ein wenig Chakra-Therapie und Auraskopie ›studiert‹, um schließlich eine eigene Anhängerschar um sich zu sammeln. Als er nach Wochen intensiven Bemühens niemanden für sich hatte begeistern können, habe er beschlossen, nach Büdelsdorf zu gehen und die verlorene Liebe zurückzugewinnen.

Aber am Bahnhof habe es ihn dann wie der Blitz getroffen: Eine wunderschöne Frau hatte ihm beim ersten Anblick den Atem geraubt. Sie war wohl sehr angetan von seinen Weltansichten und außerdem gerade von ihrem Freund betrogen und verlassen worden.

An dieser Stelle musste Paul laut lachen.

Irritiert schaute Jorg ihn an.

»Na, das ist ja nahezu perfekt«, rettete Paul die Situation.

»Es kommt sogar noch besser«, sagte Jorg. »Zu der Zeit trieb gerade ein Verrückter sein Unwesen hier in Büdelsdorf.«

Schon beim Ankommen am Bahnhof hatte er am Kiosk, an dem er eigentlich nur ein Wasser kaufen wollte, von einer jungen Dame erfahren, dass in der Praxis, in der diese tätig war, ein Mann aufgetaucht war, dem ständig Stimmen befahlen, Menschen zu töten und dann perverse Dinge mit ihnen zu tun. Manchmal sei der Verrückte auch brabbelnd und wimmernd in Ämtern aufgetaucht. Und einmal habe er sich sogar nackt an eine Laterne gefesselt.

»Oh, das hatte ich noch gar nicht gehört«, kommentierte Paul ehrlich erstaunt.

»Aber genau so war es. Das war natürlich ein weiteres Argument, ihr meine starke Schulter anzubieten.«

»Das ist ja fast wie ein Lottogewinn«, ätzte Paul.

»Absolut! Und es kommt noch besser! Wer braucht schon freie Liebe, wenn er eine Frau haben kann, die Pornofilme in ihrem Videorekorder hat!«

Paul dachte kurz daran, dass er dringend noch ein ernstes Wörtchen mit seiner Schwester reden musste.

»Wir haben dann die Wohnung aufgelöst und wollten nach Goa gehen, aber ich hatte eigentlich keine Lust mehr, weil alles, was ich brauche, ja hier ist. Wir wohnen jetzt in einem kleinen Haus am Stadtrand, ich habe ein Studio eröffnet und gebe Yogaunterricht sowie Lebensberatung.«

Er fummelte an einem kleinen Täschchen an seinem Handtuch herum und zauberte ein kleines Fläschchen hervor.

Paul war überhaupt nicht überrascht.

»Stört es dich, wenn ich einen kleinen Zauberaufguss mache?«

Ohne Pauls Antwort abzuwarten, goss er einige Tröpfchen aus der Flasche in den Ofen.

»Hab ich aus Goa, wird dir gefallen.«

Paul nahm einen leicht stechenden, süßlichen Geruch wahr. Ihm wurde ein wenig schwindelig.

»Bleib ruhig und atme langsam weiter, mein Freund. Genieß es!«

Paul, der den meisten Drogen eher skeptisch gegenüber stand, hatte keine Lust, mit dem neuen Kerl seiner Simone einen Saunaaufguss-Trip zu erleben, und beschloss, die Sauna zu verlassen. Blöderweise musste er feststellen, dass seine Beine bereits auf dem Weg waren und er die beiden gerade noch die Sauna verlassen sehen konnte. Ohne Beine blieb ihm also nichts anderes übrig, als ergeben sitzen zu bleiben. Insgeheim hoffte er, die beiden würden sich nur kurz im Tauchbecken abkühlen und danach für einen weiteren Gang zurückkommen. Aber die beiden ließen sich Zeit.

›Undankbares Pack‹, dachte Paul.

Jorg hatte sich zurückgelehnt und das glänzende lange Fell der Saunabretter hatte sich wie ein Kissen um ihn herum gekuschelt. Sein Kopf betrachtete das alles aus der oberen Ecke über dem Ofen.

»Geil, oder?«, erkundigte sich Jorgs Kopf.

»Oh ja, ziemlich geil«, bestätigte Pauls Bauchnabel.

Diese blöden Beine ließen sich aber echt ziemlich Zeit.

Paul freute sich, dass er das Armband zum Bezahlen der Getränke tatsächlich am Handgelenk trug und nicht wie einige der ›coolen‹ Leute am Fuß. So konnten die beiden wenigstens nicht auch noch auf seine Kosten Kaltgetränke konsumieren.

Sein Kinn juckte, als der Schweiß darüber lief. Doch auch seine Hand wollte nicht gehorchen, als Paul sie zum Kratzen ans Kinn führen wollte.

»Kannst vergessen. Ich mag dein Kinn nicht. Alle drei nicht«, beschwerte sich die Hand und schaute Paul empört an.

Tatsächlich hatte Paul mittlerweile mehr als ein Doppelkinn. Klaas verhöhnte ihn gelegentlich als ›Triple-Kinn‹ und jetzt, da er wie ein Schluck Wasser in der Kurve in sich zusammengesunken dahockte, kamen tatsächlich alle drei Kinnrollen gut zur Geltung.

Der größte Teil von Pauls Kinn zeterte sofort los.

»Komm doch her, du Hand.«

»Wursti, Wursti«, ergänzte der zweite Kinn-Teil, Pauls ebenfalls nicht sonderlich filigranen Finger in diesen Streit hereinziehend.

Der dritte schluchzte und schien ehrlich gekränkt.

Danach wurde alles etwas schwammig.

Eine große Aprikose stand plötzlich in der Tür und begann, aufgeregt zu schreien. Kurz danach kam ein gebratenes Hähnchen in der Kleidung eines Fitnessstudiomitarbeiters und gar nicht lange danach zwei Fischstäbchen in weißen Kitteln.

›Oh, die Maler sind da!‹, dachte Paul.

Die beiden Fischstäbchen legten Pauls Rumpf auf eine Trage und beförderten ihn in eine blinkende Konservendose.

Paul überlegte noch, ob die Fischstäbchen seinen Beinen wohl Bescheid geben würden, dass er schon einmal los sei, beschloss dann aber, dass die beiden selbst die Entscheidung getroffen hatten, abzuhauen, und nun eben sehen müssten, wie sie ohne ihn klarkämen.

Auch Jorg wurde von den beiden Fischstäbchen auf eine Trage gelegt. Sein Kopf blieb in der Ecke über dem Ofen und schien die Situation nicht richtig einordnen zu können. Er schaute belustigt, aber auch verwundert.

Zwei Gummibärchen in blauer Uniform schauten in die Konservendose, in der Paul und Jorg – zumindest teilweise – auf irgendetwas warteten. Der dralle Gummibär mit den schönen Haaren kam Paul irgendwie bekannt vor. Dann wurde er sehr müde und schloss die Augen.

»Geht das nicht leiser?«, stammelte Paul, die Augen noch immer verschlossen, als eine freundliche weibliche Stimme ihm antwortete: »Schon, aber dann merken wir nicht, wenn Sie wieder versuchen, Ihre Kotze einzuatmen.«

Dieser Dialog, die Stimme der Dame und die Hintergrundgeräusche kamen Paul unangenehm bekannt vor.

Außerhalb seiner geschlossenen Augenlider bewegte sich etwas und weder die Bettdecke noch das Kissen fühlten sich vertraut an. Es roch nach Desinfektionsmittel und Plastik. Er öffnete die Augen und schaute einer hübschen blonden Frau in einem weißen Kittel in die Augen.

»Guten Morgen!«, sagte sie mit einer aufgesetzt und zynisch wirkenden Freundlichkeit.

Und auch dies kam Paul unangenehm bekannt vor.

Er versuchte, sich die Decke über den Kopf zu ziehen.

»Äh, ja. Hallo!«

»Kommen Sie jetzt öfter?«, erkundigte sich die Krankenschwester.

»Ich wollte Sie wiedersehen und dies schien mir die perfekte Gelegenheit«, versuchte Paul, die Situation mit Humor zu retten.

»Und den Polizisten wollten Sie auch wiedersehen? Naja, zumindest mussten Sie sich dieses Mal nicht ausziehen. Sie wurden ja schon nackt gefunden. Kleider sind wohl nicht so Ihrs?«

»Auch auf die Gefahr hin, dass ich das schon einmal gesagt habe: Ich kann mich leider irgendwie an nichts erinnern«, erwiderte Paul.

Ein leises Stöhnen ließ ihn nach rechts schauen.

Im Bett neben ihm lag Jorg.

»Nicht wecken, Ihren Freund hat es etwas schlimmer erwischt. Er spricht immer wieder wirr von Chakra-Heilung.«

»Keine Sorge, das war schon vorher so«, winkte Paul ab.

»Und er ist übrigens nicht mein Freund, sondern der Freund meiner ehemaligen Traumfrau. Lange Geschichte. Teile davon kennen Sie bereits.«

»Es ist also spannend geblieben?«, fragte die Schwester.

»Absolut!«, bestätigte Paul.

Die Tür öffnete sich und ein junger Arzt betrat das Zimmer.

»Was zum Teufel haben Sie da genommen?«

»Ich habe wirklich keine Ahnung«, antwortete Paul wahrheitsgemäß.

»Muss ja ein geiles Zeug gewesen sein. Ich WILL wissen, was das war.«

Der junge Arzt schien etwas mehr als rein professionelles Interesse zu haben.

»Wie wird es denn jetzt weitergehen?«, wollte Paul wissen. »Kann ich dann los?«

»Leider nicht«, verneinte der Arzt. »Wir müssen noch ein paar Laborergebnisse abwarten, außerdem sollten wir Ihrem Freund noch Zeit lassen, wach zu werden. Und morgen früh haben wir noch ein psychiatrisches Konsil angeordnet. Das ist Pflicht bei solchen Fällen wie dem Ihren. Der Kollege kommt einmal die Woche mit einer Sprechstundenhilfe aus seiner Praxis, um hier die Konsile abzuhalten. Ein netter Kerl, der Herr Dr. Reingruber. Ruhen Sie sich doch bis dahin einfach richtig aus!«

Leevke war nicht so begeistert. Aber sie versprach, Paul am nächsten Tag abzuholen. Da der Termin bei der Frauenärztin anstand, hatte sie sich den gemeinsamen Weg dorthin und den Morgen davor irgendwie romantischer vorgestellt.

»Aber ich bin halt mit Paul zusammen«, schnaubte sie in den Hörer. »Und jetzt bekomme ich noch ein weiteres Kind.«

Paul fühlte sich schuldig.

In der Nacht schlief er unruhig. Jorg wachte hin und wieder auf und sagte entweder: »Ohoho, wie geil war das denn?« oder: »Ach, du Scheiße!«

Als Paul am nächsten Morgen erwachte, schaute er in die zusammengekniffenen Augen von Dr. Reingrubers Sprechstundenhilfe.

»Sie …«, sagte die Sprechstundenhilfe.

»Sie …«, sagte auch Paul und war ehrlich erschrocken.

»Und? Haben Sie nun doch Leute umgebracht? Sich einfach nur nackt ans Rathaus zu ketten, reicht Ihnen wohl nicht?«

»Und? Haben Sie inzwischen mal eine Datenschutzschulung besucht?«, entgegnete Paul. »Außerdem habe ich mich nicht an das Rathaus gekettet. Und schon gar nicht nackt. Irgendwas stimmt doch nicht mit Ihnen.«

»Ah, da isser ja!«, rief Dr. Reingruber schon in der Tür.

»Wer?«, fragte Jorg.

»Na er«, sagte Paul und zeigte auf sich. »Moin, Herr Dr. Reingruber. Ich muss zugeben, dass das Ganze etwas komisch aussehen könnte, aber ich habe leider überhaupt keine Zeit! Leevke ist schwanger und wir müssen heute zum Ultraschall.«

Jorg wollte überrascht nachfragen, ob er gerade den Namen Leevke gehört hatte, musste jedoch ebenso erstaunt feststellen, dass in seinem Mund eine südaustralische Kröte wohnte, die soeben beschlossen hatte, sich eine neue Behausung zu suchen, und nun begann, ihre Habseligkeiten aus seinen Zahnzwischenräumen einzupacken. Er konnte gerade noch »Oh Scheiße, Backflash«, murmeln, bevor er unter leichten Zuckungen anfing, wirres Zeug zu brabbeln.

»Oha, das ist interessant«, tönte Dr. Reingruber, ehrlich begeistert.

»Ja, das finde ich auch«, bestätigte Paul, der noch gar nicht bemerkt hatte, was sich hinter seinem Rücken abspielte.

Er wollte gerade zu einer weiteren Erklärung ansetzen, als er die weit aufgerissenen Augen von Dr. Reingrubers Sprechstundenhilfe sah, die beobachtete, wie Jorg auf seinem Bett herumzuspringen begonnen hatte und unter lauten »Das ist Fledermausland«-Schreien sein Klinikhemd auszog und es schützend über seinen Kopf hielt.

»Vielleicht rufen Sie besser die Polizei«, empfahl Dr. Reingruber seiner Angestellten, die gerade ein Foto von Jorg auf Facebook postete. #fledermausland

Zum Anruf kam es jedoch zunächst nicht. Gerade als sie ihr Handy ans Ohr führen wollte, sprang Jorg nackt auf sie zu, riss ihr das Gerät aus der Hand und hielt es sich an den Schritt.

»Angepimmelt!«, rief er voller Begeisterung.

»Das ist er!«, kreischte die Sprechstundenhilfe mit Panik in den Augen. »Das ist der Verrückte von Büdelsdorf! Ich habe einen schrecklichen Fehler gemacht!«

Sie wollte gerade einen Schritt auf Paul zu machen und sich entschuldigen, aber zu mehr als »Es tut mir …« kam sie nicht. Denn Jorg sprang über Pauls Bett auf die hilflose Dame und durchschlug mit ihr die Tür zum Bad.

Darauf stürmten zwei Pfleger das Zimmer, die den Aufruhr mitbekommen hatten.

Paul konnte leider nur hören, was sich im Bad abspielte, aber er hätte es zu gerne gesehen.

»Beruhigen Sie sich doch!«, brüllte der erste Pfleger immerzu.

Derangiert robbte Dr. Reingrubers Sprechstundenhilfe zurück ins Krankenzimmer.

»Ruft die Polizei! Ruft die Polizei!«, hörte Paul den zweiten Pfleger schreien.

Paul nutzte die Gunst des Augenblickes der Verwirrung und schlich sich aus dem Zimmer.

Das letzte, was er hörte, bevor er die Tür hinter sich schloss, war ein wirklich angewidert klingender Pfleger: »Bah, bist du eklig« und Jorgs gehässiges »Ha, angepimmelt!«

Im Eingang stürmten Paul bereits die ihm gut bekannten Polizisten entgegen, die ihn gar nicht beachteten.

Er wartete vor dem Krankenhaus, bis Leevke aus dem Bus stieg. Gemeinsam fuhren sie schweigend zur Praxis von Frau Dr. Schulz.

»Wir sind schwanger«, erklärte Paul am Tresen. Und ergänzte: »Ihr sieht man es noch nicht an, mir schon.«

»Na dann, herzlichen Glückwunsch«, sagte die Sprechstundenhilfe ungerührt. »Nehmen Sie doch bitte noch kurz Platz«

Paul hatte sich gerade im Wartezimmer einen Platz zwischen den wartenden Damen erkämpft, als auch schon ein »Leevke Hansen, bitte«, ertönte. Paul wurde angehalten, zunächst noch zu warten, während Leevke Blut und Urin abgab, gewogen und vermessen wurde und ihren Impfausweis zur Kontrolle vorlegte.

»Alles komplett und sieht gut aus. Dann dürfen Sie jetzt gemeinsam zur Ärztin«, informierte sie die Sprechstundenhilfe lächelnd.

Nach einer kurzen Befragung wurden die beiden in den Ultraschallraum gebeten und Paul starrte wie gebannt auf den Monitor. Die Frauenärztin zeigte auf das Bild, das in erstaunlicher Qualität einen plump wirkenden, kleinen Körper zeigte.

»Da ist es!« Die Ärztin strahlte. »Sagen Sie Hallo zu Ihrem

Nachwuchs! Sieht genauso aus, wie es in der dreizehnten Woche aussehen soll.«

Paul und Leevke lächelten sich an. Paul hatte schon wieder Tränen in den Augen.

»Wollen Sie das Geschlecht wissen?«, fragte die Ärztin.

»Auf jeden Fall!«, antwortete Leevke.

»Ich kann nur Jungs, da bin ich mir ganz sicher«, kommentierte Paul.

»Schauen wir doch mal nach ... Ja, das sieht tatsächlich wie ein Junge aus. Oh Moment, das wirkt ja wie ein weiteres Bein ...«

Paul verwies gerade auf seine hervorragenden Gene: »Jaaaha, in unserer Familie sind die Kerle alle hervorragend ausgestattet!«, als die Ärztin Leevke bat, sich ein kleines bisschen zu drehen.

Sie bohrte mit dem Ultraschallgerät in Leevkes Bauch herum.

»Da ist ja noch jemand!«, freute sich die Ärztin. »Sie können anscheinend beides: einen Jungen und ein Mädchen. Herzlichen Glückwunsch!«

Paul wurde schwindelig.

BUSHALTESTELLE ›NIKOLASKIRCHE‹ 17:22 UHR

»Ach herrje, Zwillinge«, seufzte Pater Martin.

»Ja, Zwillinge«, bestätigte Dr. Baumann.

»Und was passierte dann?«

»Dann hörte es irgendwann einfach auf. Also die Stimme. Paul hat sie seitdem nie wieder gehört. Aber Sie hätten mal erleben sollen, was in Büdelsdorf los war, als Jorg verhaftet wurde. Alle Zeitungen berichteten darüber und sogar Philipp Jeß vom NDR besuchte Büdelsdorf und sendete einen Bericht darüber. Ich meine, dass es im Rahmen seiner Reportage-reihe ›Sieben Tage, sieben Schizos‹ ausgestrahlt wurde«, sagte Dr. Baumann.

»Ach, das ist doch dieser Reporter, der selbst ein bisschen aussieht wie Jesus?«

»Genau der.«

Herrn Krause reichte es nun. Sie beschloss, selbst nach Paul zu sehen, ließ die beiden Herren an der Bushaltestelle hinter sich und flog in Richtung Büdelsdorf-Zentrum.

»Aber wenn es vorbei ist, bedeutet das, dass Paul seine Aufgabe erfüllt hat? Und was bedeutet das für mich?«, fragte Pater Martin.

»Haben Sie wirklich geglaubt, dass Sie Antworten bekommen? Von mir? Von einem Buch? Wir haben doch gemeinsam viele schöne Fragen entdeckt. Und manchmal sind Fragen viel wertvoller als Antworten«, erwiderte Dr. Baumann. »Ich für meinen Teil finde, dass wir zwei jetzt endlich einmal einen der Busse hier nehmen sollten. Denn vielleicht ist es alles viel einfacher. Denken Sie an Benjamin Franklin, der sagte: ›Bier ist der Beweis, dass Gott uns liebt und will, dass wir glücklich sind.‹ Und ich lade Sie jetzt auf ein weiteres Bier ein. Willkommen in Büdelsdorf!«

EPILOG

Herr Krause, die Lieblingshummel von Paul Möhrenmann, hatte sich gerade auf dem Fenstersims niedergelassen, um die vom langen Flug recht angestrengten Flügel einmal ausgiebig zu strecken. Sie spielte mit dem Gedanken, einen kleinen Abstecher zu den durchaus verlockend riechenden Balkonblumen zu machen, als sie unvermittelt ein überraschend warmer, einschläfernder Sonnenstrahl traf und zum Verweilen bewog.

Irgendwie hatte sie Lust auf Geranien, aber unangenehmerweise waren anscheinend gerade keine verfügbar. Gerne erinnerte sie sich noch an Brigitte, mit der sie in einem schwachen Moment vor etwa einem Jahr eine kurze, aber sehr intensive Erfahrung hatte machen dürfen.

Gerade erst war Herr Krause von einer Selbsterfahrungsreise nach Norwegen zurückgekehrt und hatte an einer Bushaltestelle am Ortseingang Büdelsdorfs, gleich neben der romanischen Rundturmkirche, einer interessanten Geschichte lauschen dürfen.

Durch das Fenster konnte sie doch tatsächlich ihren alten Freund Paul sehen, der zwei Bündel in kleine Bettchen legte. Sie versuchte noch, auf sich aufmerksam zu machen, aber Paul hatte nur Augen für die kleinen Bündel und eine Frau, die in der Tür des Zimmers stand und lächelte. Die Frau unterbrach das Lächeln nur kurz, als Paul eines der kleinen Päckchen herunterzufallen drohte. Die beiden Menschen sangen und streichelten die Pakete in den Bettchen noch ein wenig, um dann Arm in Arm aus dem Zimmer zu gehen.

Paul hatte nicht mal in Herrn Krauses Richtung geguckt. Sie

war ein wenig gekränkt, kurz darauf aber ehrlich erstaunt, als sie auf dem kleinen Schild über dem einem Bett ›Elska‹ und am Bett daneben ›Fred‹ las.

Oh, wie schön, dachte sie: ›Liebe‹ und ›Frieden‹ – Norwegisch ist so eine schöne Sprache!

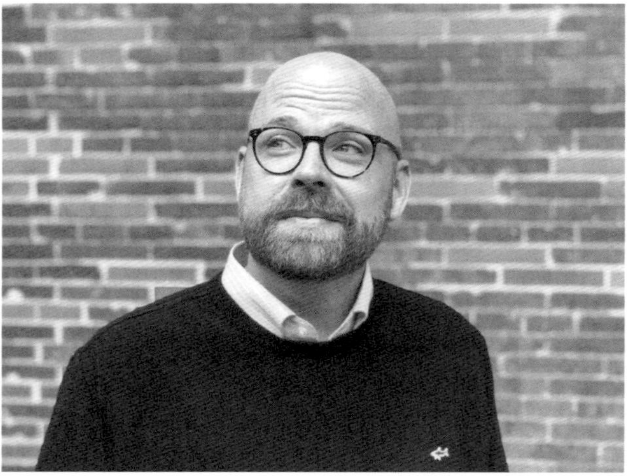

DER AUTOR

Dr. Philipp S. Holstein hat mal Arzt gelernt und dann ziemlich lange in Praxen und Kliniken gearbeitet. Zusätzlich genoss er einige psychotherapeutische Ausbildungen und promovierte über Angst und Depression. Seit seinem Ausstieg aus der versorgenden Medizin ist er als Strategieberater erfolgreich.

Sein erstes Buch *Glücklich werden ohne Ratgeber – ein Ratgeber* erschien bei Huber (Hogrefe).

Philipp S. Holstein lebt glücklich verheiratet und mit seinem vollumfänglich geimpften Sohn in Berlin.